LA PASSION DU CORPS

Des mythes à la chirurgie esthétique

Sciences et Société
fondée par Alain Fuchs et Dominique Desjeux
et dirigée par Bruno Péquignot

Dernières parutions

Julien GARGANI, *Partager le réel par temps de crise. Réflexions et récits autour des catastrophes*, 2024.
Bernard MALFROY-CAMINE, *Les Mathématiques du Libre Arbitre. Une conversation sur la nature de la Nature humaine,* 2023.
Jean-Pierre GRATIA, *L'homme numérique et ses robots*, 2023.
Emmanuel DROUIN, *COVID-19 : autopsie d'une « drôle de guerre ». Informer, vérifier, démystifier*, 2023.
Jean-Charles BESSON, *Gaston de Saporta. Un paléontologue face aux changements climatiques*, 2023.
Maxime NECHTSHEIN, *Aux origines de la croissance et du toujours plus. Une approche thermodynamique du devenir de nos sociétés*, 2023.
Mohamad SALHAB, Jean-Claude BEAUNE, Odette BARBERO (dir.), *Enquêtes en technosciences. Réflexions libanaises et françaises*, 2023.
Claudine SCHALCK et Raymonde GAGNON, *Quand déclencher l'accouchement, c'est confisquer la maternité aux femmes. Une analyse psychosociologique du travail des femmes*, 2022.
Jean ORSELLI, *Le mythe des morts prématurées dues à la pollution de l'air. L'exagération officielle des décès dus à la pollution de l'air, au tabac et à l'alcool*, 2022.
Olivier PLESKOFF, *Covid-19, Les avancées de la recherche*, 2022.
Clément MATHIEU, *Triste planète. Dégradations et pollutions : le XXIe siècle est mal parti*, 2021.
Claude ROUGIER, *Verdissement de la planète. L'arbre, la forêt et l'homme*, 2020.
Aurélien FOSSE-KITSAKIS, *L'essence du plaisir, Un essai pour définir la récompense artificielle*, 2020
Michel CARAËL, Philippe VAN DE PERRE, Etienne KARITA, Avec la collaboration de Philippe LEPAGE, *L'épidémie de sida occultée en Afrique centrale pendant la décennie 1980. L'évidence scientifique à l'épreuve de la politique*, 2020.

Vladimir Mitz

LA PASSION DU CORPS

Des mythes à la chirurgie esthétique

L'Harmattan

5-7, rue de l'École-Polytechnique, 75005 Paris
http://www.editions-harmattan.fr
ISBN : 978-2-336-44121-4
EAN : 9782336441214

« Look where we worship »

« Regarde vers où nous vénérons »

JIM MORRISON

Introduction

Au Lecteur,

Sans doute avez-vous un parti pris négatif en ce qui concerne les opérations de rajeunissement et de modification du corps ; le consensus est à l'écologie, à la conservation du statu quo, à l'acceptation des rides, des cheveux blancs, du naturel donc.

Pourtant, c'est super, la chirurgie esthétique !

A condition d'être bien faite, discrète, invisible, durable ; révélant votre vraie nature sans vous transformer autrement que par un coup de jeune presque magique.

En me référant aux dieux, demi dieux, et héros de l'antiquité, j'ai redécouvert que bien des mythes anciens avaient leurs prolongements dans notre monde d'aujourd'hui: plus actuels que jamais, ces histoires de héros improbables génèrent les mêmes questions, dévoilent des réponses ambiguës, mais qui sont d'une aide considérable pour mesurer à la fois le chemin parcouru par la science chirurgicale et la stabilité des émotions et désirs primitifs- longévité, beauté, puissance de la laideur- qui sont toujours parmi nous;

Pour être dans le vent de la modernité, mais aussi du résultat qui viendrait, et d'ailleurs agréablement surpris par les résultats, j'ai demandé des illustrations poétiques à CHAT.GPT, que l'on ne peut pas taxer d'ignorer les sources historiques des légendes mythologiques ; ce qu'il a fait en alexandrins amusants que je me suis autorisé à vous faire partager.

Enfin j'ai puisé dans les phrases du poète Jim Morrison quelques écrits illustrant sa pensée intelligente et créatrice :

chanteur entraînant, artiste créatif, membre vedette du groupe célébrissime DOORS, personnage lui-même mythique adulé et contesté ; il a bercé mes heures d'études pour devenir le chirurgien plastique réparateur et esthétique que je suis encore.

C'est tout cela que j'ai voulu explorer dans ce livre passionnel concernant le corps. Celui des rapports ambigus entre le bistouri, l'homme qui le tient, le patient qui le subit, et la société qui à la fois l'autorise mais aussi le vilipende ; la chirurgie esthétique est en accusation et plutôt deux fois qu'une ! Et pourquoi, alors que tout le monde a envie de rester jeune d'aspect le plus longtemps possible : c'est un paradoxe de plus à démonter.

Chapitre 1
La place de la chirurgie esthétique

“Le corps n’est pas ce que l’on croit qu’il est : ouvert, labile, poreux, protéiforme, sujet à d’infinis avatars et métamorphoses, sa figuration et sa mise en scène dans l’espace littéraire en font moins un « objet » du réel, projeté à l’intérieur de l’œuvre, qu’un espace ouvert à l’imagination, un lieu en imagination, un champ utopique. Le corps, susceptible d’avoir des extensions multiples (mentales, spirituelles, voire technologiques), ne se limite pas à sa thématique ou à sa symbolique d’organisme, de totalité close sur elle-même — comme du reste l’œuvre à laquelle il peut être symboliquement assimilé. Il ne peut être dissocié du rhizome charnel dans lequel les sujets sont « pris », la toile symbolique et imaginaire où ils sont « tissés », en tant que communauté intersubjective en interaction permanente.”

Jim Morrison

La CHIRURGIE ESTHÉTIQUE est historiquement la petite sœur de la chirurgie RÉPARATRICE toutes deux branches de la discipline de chirurgie PLASTIQUE.

Ces disciplines chirurgicales sont, avec la MÉDECINE ESTHÉTIQUE les vedettes des médias, hiver comme printemps.

Le bistouri magique vous change la triste figure tracassée par des mauvaises épreuves de jour et de nuit, ou fracassée par les accidents, ou les rides détestables ou les paupières alourdies alors qu’on est en pleine forme : c’est bien de RÉPARATION dont il s’agit, acte médical et chirurgical qui subsiste depuis la nuit des temps, comme on peut le dénicher dans d'antiques papyrus Indiens, Égyptiens ou d'autres civilisations qui gisent sous les gravats de tremblements de terre dévastateurs.

Jubilez, les futurs opérés, les techniques à votre disposition progressent : les laser, les ultrasons, les peelings, les prothèses, les bistouris, les doigts agiles, les masques protecteurs, les mains habiles des chirurgiens de la nouvelle cuvée. Ça balance de la qualité ; les équipes chirurgicales actuelles sont bien équipées pour la reconquête des anomalies, plaies, disgrâces afin d'aider à la renaissance des corps abîmés, donc de l'esprit qui se love dedans.

Et pourtant, derrière toutes ces percées techniques, derrière les masques qui cachent l'angoisse d'opérer autant que de se faire opérer, il subsiste un invariant, un atavisme, un relais avec de vieilles histoires, de vieux mythes. Le mythe, source de toute pensée collective, mythes différents d'une société à l'autre, d'une ethnie à l'autre et pourtant des similarités y sont retrouvées : quête d'éternité, impact de la beauté, maîtrise de la foudre, vol du feu, pulsions sexuelles, enfers engloutissants, l'esprit de l'homme navigue toujours dans ces océans de l'imaginaire surpuissant.

Derrière le bistouri, un homme

Derrière le bistouri, un homme, pas un robot, du moins pas encore ou pas complètement.

Pas simples les rapports entre les chirurgiens et leurs patients, toujours inquiets de la sûreté de son geste et de son jugement ; Pas simples les rapports entre des chirurgiens entre eux.

Que de règlements de compte ! Les techniques opératoires s'opposent puis se superposent.

SOFT lifting ou Smas lifting? Silicone ou Sili-Connerie ? Deeplane face lift ou microlift ? lipofilling ou acide hyaluronique ? Le temps qui passe permet d'obtenir une certaine vérité, un consensus thérapeutique utile ;

On remarque un phénomène cyclique : des techniques disparaissent, et refleurissent 10 ans après avoir été abandonnées, sous une autre forme, avec des améliorations.

Pas simples aussi les rapports entre chirurgiens et journalistes ; exemple, les émissions médicales à la télé : Santé à la une, une émission mythique à laquelle j'ai participé dans les années 1990, qui fut un moment de vitupérations et de jalousies féroces : on dégomme, on transforme, on coupe tout ce que la chaîne exige. Le médecin est un objet médiatique, Télé victime d'une marchandisation de l'image et de l'audimat, Télé publicité quand même parce que, être vu pour du bon travail ou des scandales, fait de vous une vedette pendant 10 minutes, et imprime votre nom ou au moins votre apparence dans l'inconscient collectif des téléspectateurs, juges définitifs.

Le chirurgien esthétique a une image déterminée ; elle n'est pas bonne ; les séries télévisées en font même un personnage à la vanité et à la toute-puissance antipathique ; il y a des clichés dans l'air.

Dans ce livre qui n'est pas ésotérique, mais une réflexion par rapport aux mythes d'autrefois, des correspondances semblent apparaître entre certains mythes et des questions qu'on se pose à propos de la discipline chirurgicale incarnée par la chirurgie esthétique ; les mythes ont ceci de formidable, qu'ils permettent de multiples lectures. A chacun sa version. La nôtre a pour but de nous replacer, en tant que chirurgien esthétique, dans une position incongrue :

une sorte de mise en scène à la Woody Allen, où nous ferions irruption dans une histoire à la fois familière et où nous n'aurions décidément rien à faire. C'est un pari.

Chapitre 2
UN CORPS À SOI

« This is fear, and attraction of being swallowed »
« C'est la peur, c'est l'attirance d'être dévoré »
JIM MORRISON

Le corps est aujourd'hui sur l'autel du sacré massacré ; mais en même temps nos rapports avec lui bougent, ils changent ; peut-être même qu'il va imploser, le corps.

Par exemple, sur l'autel du sacré médiatique, se dresse le corps fabriqué, d'une beauté complètement stéréotypée. L'autel est devenu podium pour la Pub et ses prêtresses, les vendeurs avec leurs artisans marketings et leurs cavaliers aux armes multimédia. L'influenceur domine le tableau, incompétent par l'absence de toute formation scientifique, mais dominateur par sa science de l'illustration et de la persuasion.

Le couteau du beau et du laid est dressé vers de nouveaux sacrifices sur cet autel où tout le monde tente de monter ; des chirurgiens esthétiques expliquent, des médecins cosmétiques rivalisent de crèmes et méthodes rajeunissantes, l'influenceur vante, tranche, promet triomphe.

Mais le corps naturel est écarté. Il n'est plus vraiment à cette place-là. Ce corps vrai où en est-il ? Où peut-on le retrouver ? A quoi bon même le chercher. Peut-être sont-elles finies les grandes chasses où le corps participait à la survie, où il était l'outil de l'âme destiné à la nourriture du guerrier, corps respectables du vieux, du sage, de la mère, de la femme, des enfants, et parfois même des belles mères... Télé pactole ! L'argent déforme le corps d'images artificielles de vêtements de parade et de tatouages cruels.

En ces jours de guerres atroces à notre porte, massacres qui font irruption par la télé spectacle qui nous culpabilise et nous impose ces vues d'Ethiopiens faméliques, de Somaliens détruits, d'ukrainiens et russes bunkerisés sans solutions, de gazaouis et d'israéliens en destruction réciproque, d'autres fantômes que nous-même hantent les douleurs de la vie dans ce monde tragique.

Alors est-ce si important que le corps des gros, des moches n'ait plus droit à l'existence, ni même à la danse, ni peut être même à l'amour ? Ce seraient des corps coupables ; Mais de quoi ?

Quel sens a le corps, aujourd'hui, alors que le spectre du Sida rend inopérant le culte du corps triomphant ? Peut-on s'y retrouver heureux dans ce corps, qui est douloureux et qui coûte trop cher à la sécurité sociale quand on tente de le faire survivre ?

On parle d'acharnement thérapeutique un peu comme si ce corps était tombé de son piédestal ; il faudrait le reporter à tout prix vers le haut pour le replacer dans une vasque de vie dans on ne sait quel univers factice, pour quelle vie future, quelle réincarnation ...

Il nous faut donc trouver une nouvelle justification pour la survie du corps banal. En fait, cette justification provient bêtement du désir de vivre et surtout de survivre. De la nécessité d'une construction permanente d'autre chose que des biceps ; une morale et une éthique, quelque chose de plus profond que toutes les gymnastiques sont nécessaires ; notre corps reste notre base vitale sur la planète terre, ce corps si peu connu finalement de nous tous, culpabilisé depuis 2000 ans de crucifixions, de cachotteries, d'excès en tous genres.

Pour sûr, il faut dire adieu au corps déchéance : Osons la révolte contre tous les on-dit. C'est pourquoi, ce corps qui est attaqué par les intégristes de tous les excès, il nous faut bien le défendre : bien qu'on n'en admette pas aisément l'intérêt, il nous semble nécessaire de mettre les points sur les I : voici donc un message corps à corps.

Chapitre 3
LES TABOUS C'EST FINI ?

« The body exists for the sake of the eyes »
« Le corps n'existe que pour le plaisir des yeux »
JIM MORRISON

Profite donc de ta jeunesse, jeune femme d'aujourd'hui ; Epicure n'est pas encore mort ; Le Sida est un masque sinistre que l'on a trouvé sur le chemin, un fléau un jour vincible. Ceux qui en sont morts trop tôt, ont eu, eux, un destin terrible; enlevés des humains, ils n'ont pas pu bénéficier des traitements salvateurs, des trithérapies et autres progrès fantastiques de la pharmacopée; alors est-ce le retour de tous les laissé- aller, de toutes les libertés? on le pensait quand l'épidémie de la Covid est venue rappeler aux hommes que les germes et les virus ne nous voulaient pas que du bien,; qu'une protection était nécessaire, que la science était toujours en retard sur l'événement tragique des pandémies.

Mais rien ne doit être réellement tabou à discuter, ni l'inceste, ni l'inconscient, ni la mort, ni la pornographie, ni l'euthanasie, ni le contrôle des sexes à la procréation, ni même le contrôle de l'esprit, ni bien entendu, le contrôle de l'apparence qui est le domaine de la chirurgie esthétique.

Pourquoi nier tous ces tabous ? Parce qu'en fait les problèmes existent, il ne sert à rien de les éluder. Par contre, ils s'intègrent dans une démarche esthétique et donc éthique pour déterminer une morale du comportement qui change, année après année, siècle après siècle.

Ch*oisir son corps*

Au fait, pourquoi contrôler son apparence, pourquoi contrôler son corps, pourquoi choisir son corps ?

Il ne s'agit pas là de plaider pour une réincarnation (encore que ce soit une forme ultime d'immortalité qui nous plairait à tous !) Car posséder de nombreux corps de rechange est certainement un rêve très ancien de l'humain ; mais la réincarnation est du domaine du fantasme.

En fait, les transplantations d'organes, créant des chimères de deux individus qui ont leurs tissus mélangés pour ne faire qu'un seul corps, représentent davantage la science d'aujourd'hui. Mais il existe des lois obscures dans la nature qui font qu'il existe un auto-contrôle de type répressif ; on ne peut pas délirer au jeu de la biologie. La nature n'a pas de petites vengeances. Trop d'anormalité tue.

Le Sida est ainsi une répression à une sexualité trop libre. Comme s'il fallait préserver des groupes ethniques différents capables de réponses différentes à des agressions virales différentes.

La chirurgie esthétique se place ailleurs. Elle est une forme de lutte contre la répression de son corps par le vieillissement, par l'injustice de la nature. Elle s'inscrit dans l'histoire individuelle comme génératrice de bonheur, d'épanouissement. Elle contribue à défricher la forêt vierge de la vie pour y trouver son chemin le plus praticable à coups de machette = bistouri, mais c'est un chemin de lumière et non pas un chemin d'ombre.

S'accepter tel qu'on est ?

Pourquoi pas si c'était possible. Mais l'esprit et le corps se conjuguent pour le refuser. Ce n'est pas un mal que de se refuser. En matière de chirurgie esthétique, aucune âme n'est vendue au diable. Il y a parfois un échange d'argent, parfois des erreurs, parfois des mauvaises indications.

Alors pourquoi la chirurgie esthétique apparaît-elle comme honteuse ?

Eh bien parce qu'il faut payer ! C'est une chirurgie de folie ; Il s 'agit de se faire “charcuter” et on n'est même pas sûr du résultat ; Il n'y a aucune garantie ; Tout le monde peut faire une erreur et ce chirurgien n'est qu'un être humain faillible...

Certains se disent « je n'ai jamais de chance, cela va louper sur moi. Chaque fois qu'on m'opère pour du bien cela devient de pire en pire ! Et puis c'est une chirurgie douloureuse. » C'est vrai qu'il y a des malchanceux, des poissards. Cette chirurgie n'est pas un miracle ; « Tout le monde va se moquer de moi en me revoyant parce que je serais différent ! Et qui me prouve que ce chirurgien n'est pas un charlatan ! Ce n'est peut-être pas lui qui va m'opérer alors que, quand même, j'ai un peu confiance en lui : Après l'opération les deux côtés ne sont pas pareils ! Les cicatrices ne sont pas à la même hauteur ! Je ne l'ai jamais revu mon chirurgien, c'est mon argent qui l'intéresse ; Il est prêt à me faire n'importe quoi pour de l'argent ; Je suis venue pour mes seins il m'a proposé de m'opérer de ma culotte de cheval ; Et puis je n'aime pas sa secrétaire ; Il a une drôle d'allure »

Bref, toutes ces assertions très bizarres, négatives, recueillies auprès de multiples patients pas bornés du tout, nous démontrent que la chirurgie esthétique se trouve aux confluents de trois tendances.

1 Un désir épicurien de profiter de sa vie terrestre et d'être au mieux de son apparence.

2 Une peur de perdre son identité voire d'y perdre sa peau.

3 Un vague pacte avec le diable est passé, diable tentateur au fond de chacun d'entre nous logé dans l'inconscient, et que le bistouri sert à révéler, qu'il fait sortir de sa boite. Au cours du drame Faustien ; nous discuterons de ce problème du pacte avec le diable plus loin ; nous en reparlerons dans les chapitres concernant Marsyas et Narcisse, évoquant la punition imposée par les dieux quand l'homme essaie de surpasser sa condition et manifester de nouveaux pouvoirs ; effectivement, la chirurgie esthétique nous expose à la peur de la perte de l'identité, voire de la perte de sa propre peau. Reste le désir épicurien de profiter de sa vie terrestre. Il faut, pour cela, triompher d'un grand nombre de peurs.
C'est plus le chemin d'Orphée et d'Ariane, on ne revient pas de l'enfer sans méthode ni méfiance. Il convient donc d'organiser ce voyage qui, c'est vrai, peut-être dans certain cas, infernal.

En fait, chacun d'entre nous cherche un peu à boucler la quadrature du cercle dans la quête du bonheur. Nous recherchons la beauté, le sexe, la fortune, le pouvoir et tout ceci s'oppose à la sagesse. Il faudrait au contraire que tout cela s'y intègre.

Ainsi, la sagesse, il y a très longtemps, a été donnée à Job qui acceptait tout le malheur qui tombait sur lui pour essayer de trouver une plus grande force morale, et se rapprocher de Dieu.

C'était cela Job, se conformer aux lois cruelles de la nature, édictées par un Dieu particulièrement manipulateur.

Le Sida, la Covid semblent donner raison momentanément aux peureux, aux frigorifiés du progrès. Mais c'est une étape nécessaire ; le bon sens attend maintenant une période de sécurité aux cours des opérations variées, et un triomphe de la science sur tous les fléaux.

Nous vivons sur un plateau des connaissances avant des découvertes décisives ; d'autres potentialités de la vie et de la sensualité vont se faire jour.

Bien vivre dans son corps

Actuellement, la chirurgie esthétique sert à bien vivre dans son propre corps, elle nous laisse une part de liberté pour en faire ce que nous voulons. C'est à nous de savoir comment intégrer notre corps dans un discours de la sagesse, mais la sagesse n'est pas de résister à ce que la science nous offre. En tout cas, nous pouvons actuellement profiter de la potentialité d'être plus adapté au monde agressif que nous vivons, par une sensation d'être bien dans son corps. Alors, finis les tabous narcissiques ?

En route pour les nouvelles conquêtes : le 21 -ème siècle voit la conquête du corps, le corps pour soi, égoïstement peut être. Mais cela est une réponse à l'angoisse de ne pas être à la hauteur.

À la hauteur de quoi, de qui, il est vrai ? Simplement peut être à la hauteur de son désir, de son espérance.

Une des vieilles espérances : vivre éternellement, ou au moins assez longtemps pour en être rassasié de la vie. L'histoire de la divine Hébé qui faisait boire le nectar de l'immortalité nous en dira plus ;

Vivre assez longtemps pour descendre du train avec dignité sans se casser la figure, ne plus avoir l'angoisse de finir déformé ;

Le mythe de l'éternité, sujet de Faust, hanté par le diable…

Chapitre 4
LE MYTHE DE FAUST

« We are obsessed with heroes who live for us and whom we punish »
« Nous sommes obsédés par des héros qui vivent pour nous et que nous punissons »
Jim MORRISON

Dans l'œuvre de Goethe, Faust occupe une place importante : c'est une œuvre remaniée tout du long de sa vie.

Il y a beaucoup pensé, il y a fait passer beaucoup de messages qui s'entrechoquent. C'est pourquoi ce n'est pas un Faust facile !

Bien que le respect de l'œuvre nous envahisse ainsi qu'une très grande humilité devant le fantastique travail de versification dc création et de poésie que l'on trouve dans cet ouvrage, la complexité de l'œuvre peut devenir déroutante. Heureusement qu'il y a Méphistophélès pour tout égayer et nous faire sentir les diableries du monde.

La réalité est que le Dr Faust a probablement existé.

Il est vraisemblable qu'il s'agissait d'un charlatan, d'un homme malin, intéressant le Malin, embusqué au coin d'une taverne ; Faust, une sorte de savant tourné vers l'ésotérique, à moitié magicien, à moitié alchimiste, bonimenteur d'eaux miraculeuses.

Petit à petit, il réussit à incarner le savant qui mystifie ses contemporains. Dans l''œuvre de Goethe, Faust est un vieux savant qui a passé sa vie dans les grimoires. A l'heure de sa mort prochaine, il souhaite retrouver une jeunette, et pas seulement une jeunesse.

Dans cette œuvre si dense passent, à un certain moment, des rêves démoniaques, le sabbat de la nuit de Walpurgis : Faust ira rencontrer Hélène de Troie pour évaluer la puissance du sexe, la puissance de la culture et celle de la politique. Et puis il rencontre le néant : il a de la chance car sa rédemption est subite, et à notre avis injustifiée ; Les anges emportent son âme, hop, juste avant que le démon ne parvienne à s'en saisir.

Car le diable Méphistophélès est diablement sympathique dans cette œuvre…

Il drague la Marthe, la servante de Marguerite, qui est la promise de Faust. Il joue avec ses Amies, une espèce de sorcières déguisées : quand on enlève leurs masques, on découvre des concombres ou des bâtons ou des balais. Méphisto supporte les atermoiements de Faust sans faillir, mais se fait voler l'âme de Faust in-extremis, alors qu'il allait s'en emparer. Pauvre Méphistophélès ! Dans ce scénario complexe, des anges qui débarquent subitement du ciel sont totalement inconnus et incongrus, produits pour terminer l'histoire, des dei ex machina.

Ainsi, dans son œuvre, Goethe essaye surtout de traiter du libre arbitre : c'est à dire que même si on a la tentation du diable, il est quand même possible d'y résister, de se battre pour sa propre liberté ; s'il y a pacte avec des forces noires, on peut toujours s'en échapper. Un pardon divin in extremis, en somme.

Notre propos est ici différent. Nous aimerions rester à ce pacte qui fait de Faust l'obligé de Méphistophélès, car Méphistophélès lui permet de redevenir jeune. Et la vérité est : donne-t-on son âme au diable pour rajeunir ?

Est-ce ce prix considérable qu'exige la chirurgie esthétique ? Ses options, ses possibilités d'intervention, concourent-elles à faire des malheureux patients les suppôts des Satans en blouse blanche ?

Rajeunir au prix de son âme au diable

Rajeunir ? A force de se remonter les bajoues et les joues, de tripoter son double menton, le désir prend corps d'une intervention qui serait efficace ; C'est une démarche secrète en réalité, prise devant son miroir par chacun d'entre nous.

A partir d'un certain âge, qui n'a de son index fureteur retendu un peu la peau pour essayer de paraître 10 ans de moins ? Qui n'a tiré les petits plis qui se trouvent autour des yeux. Qui n'a remonté ses paupières ou ses sourcils ?

Quand on vieillit c'est l'entourage aussi qui est accusateur avec des remarques acerbes. Le mari, les petits enfants, les copains, les copines ! « Tiens ! tu as pris un coup de vieux ! Tu as l'air fatigué ! Mais que se passe-t-il, tu as des plis, regarde tu as des taches sur la peau »

Petit à petit apparaît le rictus ; en fait vieillir c'est se diaboliser. Des plis apparaissent, des bajoues, des sillons profonds qui creusent une vallée de la tristesse autour de la commissure buccale. On les appelle des plis d'amertume ; apparaissent des poches, des flétrissures ; tout cela réalise un masque de vieille sorcière. Vraiment, vieillir, c'est entrer aux enfers.

Alors rajeunir, est-ce retrouver un paradis ? Est-ce dire : tant pis, puisque je descends aux enfers, j'accepte l'éternité de cet enfer pour un jour de beauté ? En plus il faut payer ; Le chirurgien est-ce un Méphistophélès caché ? Est-ce que la salle d'opération est la marmite de l'enfer ?

Petit à petit, on a l'impression que de se faire opérer, subir une chirurgie esthétique pour rajeunir est dangereux, honteux. Et pourtant, que diable, on sait que c'est possible, que les techniques existent, qu'elles sont au point. La crainte cependant subsiste ; chirurgie esthétique, paradis ou enfer ?

Comme dans les toiles prolifiques de Hyeronimus Bosch représentant les enfers, la vie des turpitudes s'étale avec ses délirantes images d'hommes troncs et de bestioles ingurgitant des femelles avec férocité. C'est le jour de la grande cuisson, la chirurgie esthétique dans la marmite infernale.

Non en fait, le chirurgien n'est pas un être cornu avec des sabots de cheval. Tous ne boitent pas. Le chirurgien esthétique exerce un art terrible pour retirer du chaudron des vieux résistants, des créatures qui ont eu la force de s'écarter du banal, de fuir le destin de la chair condamnée. Nous disons bien la force et non l'argent. Le chirurgien est à mi-chemin de la porte des enfers de Rodin : recueillir, aider et propulser vers le haut ceux qui ne peuvent accepter leur condition de tombeurs vers l'enfer de la décrépitude. Ceux qui ne peuvent accepter que la nature, d'une façon injuste, ou en tout cas vécue comme cela, traquent sur leur corps les années qui passent alors que leur esprit reste jeune. C'est cette mauvaise adaptation entre le corps vieillissant et l'esprit qui reste jeune qui en réalité explique le pourquoi de la chirurgie esthétique ; cette demande considérable de chirurgie du rajeunissement s'explique par la discordance entre le corps qui lâche et l'esprit qui brûle encore intact et énergique. Car du fait des médias, du fait du monde qui nous entoure nous sommes interpellés par la jeunesse triomphante ; jeunes, très jeunes et très vieux nous sommes mêlés, dans un tournoiement social ou la jeunesse s'affiche comme la seule valeur de la vie belle ; Certes il y a un problème avec les très, très vieux, le 4ème âge qui est un peu mis de côté. Mais, dans la tranche des 15 à 60 ans, tout le monde regarde tout le monde et essaye de jouir de la vie avec la même intensité. Il n'y a pas d'âge plus disposé à jouir de la vie que ceux qui ont l'impression que la jeunesse les abandonne, et avec elle amours, place au travail, place dans la société carnassière.

Ainsi une attitude à nouveau épicurienne nous obsède. Ces temps modernes où l'on souhaite profiter de la vie sous toutes ses formes, avec tous ses sens, est quelque chose qui est assez nouveau. C'est cela qui génère cette demande croissante de chirurgie esthétique.

L'expérience du chirurgien pour éviter l'enfer du raté

Le chirurgien doit se souvenir de tous ceux qu'il a aidés. C'est ce qui va faire son expérience. Dans son âme, le souvenir de ses patients s'organise. Il va souffrir pour tous ceux pour lesquels ça s'est mal passé. Là aussi c'est une expérience, mais plus cuisante. Le véritable enfer du chirurgien se sont ses échecs. Le véritable enfer du patient c'est, de tomber dans l'échec.

Or le chirurgien lutte de plus contre les inégalités biologiques.

Deux femmes du même âge ne vont pas vieillir à la même allure. Deux copines de classe vont paraître l'une quarante ans et l'autre soixante. C'est pareil pour les hommes. Cette inégalité de la biologie, fait que le vécu est différent pour deux personnes qui en fait ont des trajectoires vitales soi-disant parallèles. C'est au chirurgien esthétique de corriger ces malformations en même temps que de réparer les blessures. Il est donc totalement à l'inverse d'une démarche diabolique. Il ne fait pas le mal pour le bien, il répare le mal en essayant de faire du bien.

Reste qu'il existe un pacte assez terrible qui est celui de l'argent. C'est le pacte le plus difficile à comprendre pour les patients. C'est celui qui peut donner le côté le plus infernal au chirurgien.

Faust vend son âme au diable. Le chirurgien est-il diabolique parce qu'il se fait rémunérer son acte ?

Ce point est très délicat et mérite qu'on s'y arrête un instant.

Les réponses à cette question sont multiples :

1) Il est possible de subir une chirurgie esthétique à prix coûtant, ce à l'hôpital où il existe des services hospitaliers où les chirurgiens ne se font pas rémunérer. Ils sont salariés de l'institution ; seul le chef de service et certains assistants peuvent exercer en privé à l'hôpital public, en 2024 ; Pour la chirurgie esthétique, les patients paient un forfait spécifique à la caisse de l'hôpital.
2) En privé, si payer il faut, il se doit que les tarifs soient clairs et correspondent à un travail détaillé et à des tarifs raisonnables. Un devis précis est fourni et doit être signé par les 2 parties ;
Le conseil de l'ordre qualifie cette façon de demander de l'argent à un patient, « le tact et la mesure ».

3) Il faut admettre qu'opérer n'est pas une tâche si agréable en soi. Il s'agit de mettre la main à la pâte humaine. Il y a des risques, on peut attraper le S. I. D.A., des blessures, il a fallu étudier longtemps pour exercer ; ce n'est pas donné à tout le monde. Il faut en vivre, il y a une famille. Qui pourrait nier que la beauté et la jeunesse ne sont pas un dû ? Il y a un voyage à faire dans le monde étrange des hommes en blanc. Seul l'argent peut symboliser l'intensité émotionnelle du choix difficile de monter dans la nef des opérés.
Par ailleurs, il faut bien faire réfléchir le patient. Qu'est-ce qui va le freiner s'il a une envie qui est assez vague ?

L'argent ! Ainsi se faire rémunérer n'est pas une récompense pire à considérer que celle du poète qui veut vivre de ses vers ou du sportif qui veut vivre parce qu'il saute plus haut ou plus loin que les autres. Cette demande de rémunération reste quand même, c'est vrai, le côté le plus pervers de la spécialité. Admettons que quelque part il faut le prendre de face. Ce n'est pas vendre son âme au diable que d'accepter d'être payé par un patient qui nous demande de faire une chirurgie que nous estimons en notre âme et conscience, bonne pour lui. C'est l'inverse qui serait grave, c'est-à-dire opérer pour de l'argent et faire n'importe quoi sous prétexte qu'on est payé, même si un patient n'en a pas besoin.

C'est donc de la force de son refus, fréquent et motivé, que le chirurgien esthétique trouve sa clarté et la force de son caractère.

C'est en opérant seulement quand on pense qu'on va rendre service au patient, que l'on peut trouver la meilleure justification du fait que la chirurgie esthétique n'a rien de diabolique, même lorsqu'il s'agit des rapports avec l'argent.

Finalement, ni Dieu ni Diable ne sont nécessaires aux rapports entre le patient et son chirurgien esthétique : mais plutôt des valeurs de sûreté, de confiance et d'éthique professionnelle.

Le mythe de Faust garde une puissance prodigieuse. Une autre pièce reste à écrire où Faust accepte le pacte avec le diable en sachant que sa jeunesse et sa force ne dureront qu'un moment de bonheur.

Cela tuera sa peur. Le diable n'est pas celui qu'on croit dans cette histoire ; et si c'était le vieux Faust qui restait présent dans le jeune, avec ses rêves de sexe, de pouvoirs et de connaissances illimitées ? Nous devons lutter contre cette peur qui est sans raison : le changement par le bistouri entraîne des réactions psychologiques complexes mais qui n'ont rien à voir avec le satanique.

Il est certain que dans notre spécialité, il y a une part dangereuse que nous étudierons plus loin. Mais il n'y a pas d'âme vendue. Il y a simplement, des hommes qui sont aux services d'autres hommes pour améliorer la qualité de la vie, lutter contre la mort, rajeunir, exister, s'adapter : la science nous permet des audaces que des angoisses millénaires habillent d'oripeaux et de croyances funestes. Nous avons tous en nous un peu des aspirations du Dr Faust. Mais c'est aux hommes de science de faire en sorte que Méphistophélès ne soit plus utile sur scène.

Voici une version poétique de chat GPT:

Faust et la chirurgie esthétique

Faust voulait tout savoir, tout avoir

Il a vendu son âme au diable pour un pouvoir

Il a obtenu la jeunesse, la richesse et l'amour

Mais il a perdu le sens de sa vie et de sa valeur

Il a voulu changer son apparence, son visage

Il a subi des opérations, des injections, des sondages

Il a cru être plus beau, plus séduisant, plus désiré

Mais il a détruit son identité, son charme, son intégrité

Il a réalisé trop tard son erreur, son malheur

Il a imploré le ciel, la grâce, le pardon

Mais il n'a pas pu échapper à son destin, sa damnation

Il a fini par mourir, seul, sans honneur

Chapitre 5
CHANGER D'IDÉE, CHANGEZ DE TÊTE

"Principle of seance, cure the illness"
"Principe de la séance : guérir la maladie"
JIM MORRISON

LA CHIRURGIE DU RAJEUNISSEMENT CORPOREL

Il est possible de rajeunir et de changer de corps. Actuellement, ces interventions sont de l'ordre du faisable, mais évidemment elles ne sont pas très bien acceptées par les autres, elles ne sont ni laïques ni obligatoires ; elles imposent des opérations chirurgicales comportant un certain nombre de risques. Quelles que soient les motivations qui surviennent à un moment donné, l'idée va s'imposer fortement au candidat, sous forme de tentation puis d'impérieuse pulsion.

D'abord ce sera une idée un peu ténue, une façon de se tirer la peau du visage devant le miroir, de se positionner avec une curiosité inquiète, parfois même de fuir son propre regard. Puis l'idée va se développer de plus en plus dans la tête, devenir obsédante, disparaître pendant un moment quand tout ira bien, puis réinvestir le mental quand il y aura de nouveau un petit coup de flou.

Enfin l'idée de se faire opérer devient de plus en plus éclatante et se manifeste pratiquement avec un sentiment d'urgence.

Ce sentiment d'urgence est particulièrement redoutable, car il peut faire faire des bêtises, un choix précipité et malheureux, mais on est encore de la décision opératoire ;

Il ne faut surtout pas se faire opérer sur un coup de tête ; Bien dangereux serait le chirurgien qui accepterait d'opérer en pleine période de désarroi ou de désillusion. Quand l'idée est là, les enfants, le mari, les parents s'y opposent, parfois heureusement. Ils disent" mais qu'est-ce qu'il te prend, pourquoi vas-tu te faire opérer ? Ce n'est pas nécessaire, tu es très bien comme ça, c'est dangereux, de plus tu vas dépenser nos sous, cela ne changera rien. Mais l'idée est là. Personne n'y peut plus rien ; le désir de chirurgie a fait sa place à l'intérieur du corps, lovée comme un cri répétitif. Le rêve est là, dans le miroir, qui saute au visage à chaque regard. Il s'extrait du visage qu'on n'accepte plus. C'est une idée obsédante d'une amélioration, qui va imposer une consultation chirurgicale.

Le bon chirurgien va savoir calmer cette obsession, faire la part des choses. L'indication opératoire doit tenir compte du réel et du mental, du conscient et parfois de l'inconscient. Sinon, bonjour les déboires ! Toute opération risque d'être un échec, si elle est décidée sans un minimum de réflexion.

LES MULTIPLES OPERATIONS POSSIBLES

Un grand nombre de livres, de magazines en parlent ; nous pensons qu'il est tout à fait superflu d'y insister ; simplement quelques petits points particuliers. D'abord au niveau de l'extrémité céphalique (la tête), bien des opérations ont fait des progrès considérables. Ce sont surtout ces progrès que nous aurons en ligne de mire.

1. Au niveau des paupières, il est possible de retendre la peau et les muscles tout à fait naturellement ; mais il faut se méfier en haut des paupières supérieures trop creuses, donc ne pas enlever trop de graisse ; en bas il ne faut pas tirer trop

la peau vers le bas, ce qui crée l'ectropion ou éversion rougeâtre de la paupière inférieure.

Un point de résistance est constitué par les poches malaires, poches d'œdème descendant au niveau des pommettes, souvent liées à l'abus d'alcool, au tabac mais dues parfois simplement à une prédisposition génétique imparable.

Mais globalement, les opérations des paupières sont extrêmement favorables car la cicatrisation y est remarquable.

2. Au niveau des pommettes et du menton, il est possible actuellement de repositionner les structures effondrées en associant la liposuccion à un geste sur le S. M. A. S. (le Système musculo aponévrotique superficiel de la face) que nous avons décrit en 1974.

Ce lifting plus profond, dit musculaire, a permis des progrès considérables, il fait mieux durer les résultats, et redonne une harmonie très satisfaisante au visage sans qu'il soit trop nécessaire de tirer sur la peau.

Mais la qualité de la peau intervient malheureusement quel que soit la beauté de l'opération, les incisions bien cachées à l'intérieur de l'oreille où dans les cheveux. Une certaine re ptôse du visage peut se produire : dans 5% des cas, le résultat se dégrade au bout d'1 an. Ô la furieuse tête des malheureuses patientes auxquelles cela arrive…

3. Au niveau du cou du menton, il est possible d'en rajouter, d'en enlever, de réharmoniser ; ceci est aussi vrai au niveau des pommettes graisseuses ; lorsqu'elles ne sont pas suffisantes on peut, par un lifting musculaire, les remettre en place en s'aidant de la graisse tombée pour la rehausser. On pourra parfois utiliser des petits implants siliconés solides qui ne présentent aucun danger ; on peut encore pratiquer une autogreffe d'augmentation utilisant les tissus

adipeux situés ailleurs sur le corps de la patiente : c'est la technique très en vogue du lipofilling d'augmentation.

4. Le plus difficile est le milieu du visage. Le visage est comme un papillon, comportant deux ailes encadrant une partie médiane. Les rides et les sillons du milieu du visage sont particulièrement difficiles à traiter ;

Les rides du lion seront au mieux traitées par des injections répétitives de toxine botulique, qui paralyse les muscles corrugateurs, responsables car hypertoniques avec le vieillissement : mais pas d'injections d'huile de silicone, comme on le faisait autrefois. Les rides au niveau des sillons naso-géniens et le sillon de la tristesse, entre le pli d'amertume et le sillon naso-génien seront combattus par des liftings plus poussés, et des injections ciblées d'acide hyaluronique dense et très bien toléré pendant 18 mois à 2 ans. Les liftings à décollement cutané très étendu associé à un travail sur le S. M. A. S. permettent de positionner les différentes structures ptôsées : on peut ainsi diminuer la vallée d'amertume, puisque la dissection se fait jusque dans les lèvres, tendance très audacieuse des liftings ultra modernes que nous avons initiés en 1988.

Actuellement toutefois, la tendance est de diminuer les décollements cutanés, et de privilégier la remise en tension de la peau et du SMAS conjointement, sans les séparer (microlift et lifting deeplane) ;

5. Les petites brisures cutanées au niveau de la lèvre supérieure seront traitées d'une part par l'implantation locale de structures autologues (telles que le S. M. A. S. du patient qui permettra d'épaissir la lèvre) et en même temps poncées par dermabrasion ; on peut, parfois pratiquer un peeling ou associer les deux techniques, mais la dermabrasion produit des effets remarquables en une ou deux fois. Des injections d'acide hyaluronique donnent aussi de bons résultats en

épaississant la lèvre supérieure, supprimant l'aspect désolant des ridules verticales en barre-codes".

6. Le cou et le double menton.

L'infiltration graisseuse du cou, ou « cou Balladur » est souvent un motif d'insatisfaction personnelle notable. Le double menton est tourné en dérision, mal accepté, synonyme de mollesse, d'avidité et fait ressembler le malheureux porteur à un pélican époustouflé ; Actuellement, par liposuccion et un lifting du cou, il est possible de retendre les structures musculaires et cutanées profondes, et de se débarrasser des tissus gras encombrants par une liposuccion régionale("lipolift").

Toutefois les patients ne réalisent pas que pour retendre le cou, il faut aussi pratiquer une traction des téguments vers le haut ; ceci impose dans la plupart des cas un lifting du cou auquel on doit rajouter un lifting du visage pour bien redraper toutes les structures faciales de la façon la plus harmonieuse possible ; un geste partiel expose de plus aux mêmes suites parfois désagréables pendant quelques semaines. Pourquoi alors se priver du bénéfice de rajeunir l'ensemble du visage ?

Le double menton isolé lui réagit très bien à la liposuccion ; celle-ci peut suffire chez les patients très jeunes, quand la déformation est modérée.

7. Au niveau du torse. Les opérations des seins sont bien connues. On peut remonter des seins tombants par des plasties : parfois les cicatrices pourront être placées seulement autour du téton, avec un soutien-gorge interne résorbable afin de bien modeler la glande restructurée. Mais tout corps étranger au niveau des seins fait craindre de moins bien dépister une lésion cancéreuse à son tout début.

Les seins qui sont trop petits sont augmentés par des prothèses ; il y a beaucoup de polémiques actuellement sur les meilleures prothèses que l'on peut utiliser : l'enveloppe de silicone et le contenu (sérum physiologique, hydrogel sucré ou gel de silicone cohérent) sont toujours en cours d'évaluation scientifique. Le tapissage au polyuréthane est condamné par un grand nombre de rapports scientifiques qui mettent en cause des dérivés cancérigènes qui n'ont rien à voir avec la silicone elle-même.

Les seins trop gros seront facilement réduits ; les techniques sont maintenant très au point. Le bénéfice des réductions mammaires pour hypertrophies géantes est très apprécié par les patientes qui ainsi n'ont plus mal au dos.

L'asymétrie mammaire importante peut être corrigée de multiples façons. Souvent, elle agace les jeunes filles et doit être opérée précocement, car elles présentent parfois une malformation mammaire appelée “ seins tubéreux”, très complexante.

8. La peau excédentaire à l'intérieur des bras ou à l'intérieur des cuisses peut être enlevée par un lifting et redrapage des téguments. Cette déformation survient souvent chez la femme un peu vieillissante, chez une patiente qui a beaucoup maigri, ce qui entraîne une excédent cutané disgracieux ; à l'intérieur des cuisses, le problème est similaire, et l'opération est excellente. La cicatrice située à l'intérieur des bras tout du long de son grand axe, ou des cuisses n'est pas très jolie au départ, et doit blanchir en 3 à 6 mois.

Des tentatives récentes de retendre la peau distendue grâce à des moyens physiques (ultrasons, laser, haute fréquence, plasmas) qui brûlent le derme en profondeur sont actuellement en cours d'utilisation : cela évite les grandes cicatrices mais l'effet est bon dans les cas modérés, et le recul ne dépasse pas 3 années d'utilisation.

9. Au niveau du ventre, les opérations sont maintenant très au point. Qu'il s'agisse de retendre la peau, de refermer les muscles, d'enlever la graisse par liposuccion, il est possible, aujourd'hui d'obtenir chirurgicalement un ventre presque plat- surtout si les patientes acceptent de faire une gymnastique post-opératoire, de se remuscler le dos, d'apprendre à faire des exercices de port de tête pour que l'ensemble de leur colonne vertébrale se redresse. Il faut aussi accepter un régime adapté à chaque personnalité. Aucune opération ne peut éviter une politique sage de la silhouette basée sur une restriction alimentaire bien coordonnée ; il faut rajouter une activité physique régulière pour dépenser les calories stockées de façon inutile.

9. Les excédents de graisse au niveau de la moitié inférieure du corps sont actuellement accessibles à la liposuccion. Depuis 35 ans qu'existe l'opération, les progrès tiennent à l'utilisation de canules très fines, maniées en profondeur et en superficie avec peu de séquelles ; en fonction des cas, l'anesthésie sera locale ou générale. On peut enlever les masses graisseuses qui déparent, gênent ou persistent lorsque la patiente a maigri. Le point important est qu'il ne faut pas subir de liposuccion avant un amaigrissement car le résultat est au moins très modéré sinon décourageant. La liposuccion superficielle et circonférentielle a notablement amélioré le « rendu » de nos opérations.

Plus rarement on enlève au bistouri « la culotte de cheval » : il faut alors exciser une partie de la peau de la cuisse et de la fesse ou des hanches afin de corriger des excès de téguments que l'on constate dans certains cas de déformations monstrueuses.

Ce sont ainsi de véritables liftings de la fesse ;

10. Mentionnons un certain nombre d'opérations rarement effectuées : lifting des mains, rabotage du menton, ostéotomie maxillaire qui permet d'avancer ou de reculer les plateaux dentaires supérieurs ou inférieurs, les uns par rapport aux autres ; bref l'éventail de la chirurgie esthétique est très vaste ; On peut dire qu'un grand nombre d'opérations pratiquées sur le pourtour du corps ont une visée esthétique, depuis la circoncision jusqu'aux oreilles décollées…

CONTRE LA CHIRURGIE ESTHÉTIQUE ?

Plusieurs arguments sont régulièrement soulevés contre la chirurgie esthétique :

1. <u>C'est trop cher !</u>

Avoir à payer une opération pour être comme tout le monde est quelque chose qui à priori peut paraître choquant ;

Mais payer pour se faire opérer est nécessaire :

-d'une part parce que cela sanctifie la demande, que cela implique une participation, un effort de la part du patient. Ce qui voudra dire aussi qu'il fera un effort dans la compréhension de l'opération et dans son suivi post-opératoire.

-D'autre part parce qu'il existe une difficulté particulière pour le chirurgien esthétique, un souci qui n'existe pas dans les autres spécialités : le chirurgien esthétique est tenu non pas à un résultat absolument parfait mais à se rapprocher autant que possible de la perfection. Toute imperfection ou tout désordre entraîne des récriminations, d'ailleurs naturelles, parfois exagérées, mais imposant une surcharge émotive, un stress qui ne trouve de correspondance que dans la compensation financière. C'est un contrat de « moyens », pas un contrat « de résultat », qui est tissé entre le patient qui s'investit et le chirurgien qui réalise. Or le patient voit le résultat par lui-même ; rien n'est dissimulé en profondeur d'un ventre ouvert, tout est visible sous le regard inquisiteur de celui qui s'est adonné à une chirurgie esthétique.

Donc des opérations gratuites ne sont guère envisageables en chirurgie esthétique, sinon quand il s'agit de retouches consécutives à une première opération qui n'a pas parfaitement abouti.

Toutefois un certain nombre d'opérations sont faites à prix coûtant, notamment à l'hôpital, où des opérations esthétiques sont possibles dans certains services spécialisés.

Lorsqu'il existe une participation de chirurgie réparatrice à la chirurgie esthétique, la prise en charge est alors totale ; alors que dans les cliniques, la prise en charge est partielle dans ces cas. Les chirurgiens se font rémunérer un certain nombre d'actes opératoires, davantage liés à la partie esthétique de l'opération réparatrice ; lorsqu'ils exercent dans le privé, ils ont un droit à un dépassement d'honoraires s'ils sont inscrits dans le secteur 2 de la convention avec la sécurité sociale.

2. Ça rate trop souvent.

Bien entendu, il faut différencier le charlatan, l'escroc qui fait de fausses opérations pour de l'argent, du chirurgien naïf qui veut bien faire mais qui n'a pas été suffisamment formé pour cela.

Le naïf est un peu un amateur. Il fait une chirurgie d'une autre spécialité que la sienne et se lance dans la chirurgie esthétique parfois pour rendre service. Il est parfois encore plus dangereux que le charlatan !

En tout cas, le risque de ratage est lié à l'incompétence du chirurgien : celui-ci est prisonnier de son désir de faire de l'argent, plutôt que de son souci de bien faire. Mais un échec peut néanmoins survenir à tout chirurgien, même parfaitement formé et habile ; En effet, opérer la nature humaine n'est pas entrer avec constance dans un monde de métal électronique où tout est mesurable, quantifiable, sans les aléas de la cicatrisation qui suit son propre chemin naturel parfois décevant.

Il y a une part d'impondérable qui demeure. Les chirurgiens les plus extraordinaires portent tous leurs boulets et leurs problèmes. C'est cela l'expérience ! Mais la différence est qu'en général un chirurgien compétent pourra rattraper son erreur et que hormis cas de mort, (en général plus liée à l'anesthésie qu'à l'opération), il n'y a pas tellement de problèmes post-opératoires qu'un bon praticien ne puisse résoudre, bien entendu avec l'inconfort d'un nouveau geste chirurgical réparateur.

3. Les suites sont épouvantables !

Un certain nombre d'ennuis peuvent survenir quel que soit la qualité du chirurgien : nous les verrons plus en détail dans un autre chapitre ; ici, nous allons simplement mentionner les principales complications éventuelles :

* L'hématome, c'est-à-dire une poche de sang qui se crée après l'opération. S'il s'agit de petit hématome, simple ecchymose, cela n'est pas bien méchant ; par contre s'il s'agit de gros hématome volumineux, compressif, une ré opération est urgente de façon à la vider, et à faire l'hémostase, c'est à dire bloquer le petit vaisseau qui saigne.

* L'infection est une autre complication imprévisible qui survient dans un cas pour 200 : elle est liée le plus souvent à la persistance de germes microbiens dans le nez de la patiente ou à l'occasion d'une grippe, d'une angine

méconnue, qui provient de défenses immunitaires diminuées : des microbes nocifs vont proliférer ...

* L'asymétrie du résultat est une autre complication fréquente. Notamment lorsqu'on opère des organes symétriques ou soi-disant symétriques tels, les oreilles, les seins, les paupières. Très souvent, les patients vont constater une très discrète asymétrie qui en fait est liée à une asymétrie préexistante passée inaperçue. Ainsi, lorsqu'une patiente se fait opérer à 25 ans, cela fait 25 ans qu'elle vit avec son corps : elle n'a donc pas eu la notion d'une déformation préexistante.

C'est pourquoi les photographies préopératoires et l'analyse du médecin sont très importantes pour signaler ces petites imperfections de départ qui ne seront que difficilement corrigées par un geste chirurgical.

* Les vices de cicatrisation.

La cicatrisation n'est pas un phénomène parfaitement maîtrisé par le chirurgien : malgré des sutures superbes au départ, la cicatrice peut être hypertrophique ou chéloïdienne ou déhiscente.

Même si le chirurgien prend un très grand soin à faire ses sutures avec des fils très fins, un surjet résorbable intradermique, des agrafes que l'on enlèvera très tôt… Quelle que soit la technique employée, un certain nombre de patients cicatrisent mal ou de façon très visible pendant longtemps.

4. Les techniques ne sont pas au point !

La chirurgie esthétique souffre de l'impérialisme médiatique lié à des techniques qui sont promotionnées sans aucune base scientifique dans des revues optimisantes.

Il en est ainsi des injections directes de silicone qui peuvent donner des gros ennuis entre 5 et 10 ans après, pas dans tous les cas, mais lorsqu'elles ont été massivement employées ;

Il en est ainsi des traitements au laser qui peuvent être utiles en surface mais qui pour le moment, en profondeur, n'ont pas donné les espoirs que l'on attendait d'eux. Il en est ainsi des ultra-sons associés à la liposuccion, ce qui permet essentiellement au chirurgien de moins se fatiguer pendant les liposuccions en tissus très fibreux. Il en également ainsi au niveau des prothèses mammaires expérimentales en hydrogel qui pour le moment n'ont pas fait la preuve de leur qualité supérieure ; les différents types de prothèses mammaires sur le marché ont toutes une paroi en silicone : certaines sont remplies de sérum physiologique qui a tendance à fuir, car l'eau est mal contrôlable comme liquide; D'autres sont remplies avec une sorte de confiture (ce sont des hydrogels où la prothèse est remplie de polysaccharide à 6 ou 8% avec 94 % d'eau) et qui ont tendance à se gonfler s'il y a une rupture de la paroi siliconée ; d'autres sont les prothèses remplies avec du gel de silicone plus ou moins fluide que nous aimons bien quand il est très cohérent ; citons les prothèses gainées de polyuréthane qui est un produit actuellement peu indiqué à cause de certains dérivés qui seraient cancérigènes . Ainsi, on ne dispose toujours pas de prothèse idéale ! notre favorite étant la bonne vieille prothèse en silicone gel médical avec un gel très cohérent, et une paroi texturée épaisse qui nous donne une très grande satisfaction pendant au moins une quinzaine d'années sans risque particulier : seulement 2% de réinterventions pour coques trop dures !

Les seuls dépistages préopératoires obligatoires concernent l'éventualité d'une sclérodermie, ou d'un cancer du sein en évolution.

EN FAVEUR DE LA CHIRURGIE ESTHETIQUE

Tout ce livre est un plaidoyer pour la chirurgie esthétique bienfaisante, honnête et prudente.

Nous voyons, en rappelant les mythes anciens, comment on peut légitimer une aspiration, qui est vieille comme l'humanité, à être mieux dans sa peau. Parce que paraître c'est déjà être et c'est exister au travers de son corps pour atteindre une spiritualité. Séduire est une autre paire de manches ;

Nous avons vu que par le côté rituel, très précis du geste opératoire, le chirurgien essaie en plus de donner une sécurité aux interventions ; cette démarche est basée sur son expérience, des règles, la présence de témoins. Les livres qui sont écrits sur la chirurgie esthétique doivent apporter une meilleure information du public en espérant qu'ils soient très honnêtes en ce qui concerne les renseignements qu'ils procurent.

Le plus difficile reste le problème de la télévision et des journaux paramédicaux pour le grand public féminin, masculins, ados et personnes âgées qui ne cessent de découvrir les promotions des techniques non chirurgicales ni médicales ni même scientifiques ; ainsi, ces émissions optimisantes troublent complètement le comportement irréaliste d'un grand nombre de patientes, oubliant que dans la chirurgie esthétique il y a avant tout le mot chirurgie ! En tout cas, les techniques opératoires ont subi des progrès spectaculaires ! Par exemple la connaissance du S. M. A. S. qui a permis le lifting profond, les peelings et dermabrasions qui permettent de raboter la surface extérieure de la peau qui vieillit, la liposuccion du cou, du corps, l'augmentation des lèvres par des greffes prises sur le sujet lui-même, ce qui donne des lèvres plus pulpeuses et atténue le côté ratatiné et vieilli de celles-ci.

Ainsi la chirurgie esthétique doit s'inscrire dans le cadre général des autres techniques chirurgicales. La médecine esthétique se doit de devenir scientifique, permettant une approche dermatologique plus concentrée sur la correction des anomalies tégumentaires.

Par exemple, lorsque l'on change la tête du fémur par une prothèse totale de hanche de façon à ce que la patiente marche mieux, tout le monde trouve cette opération fantastique et légitime, bien qu'il s'agisse d'une grosse opération ; Personne n'en conteste les bienfaits car l'opération permet de remarcher.

La chirurgie esthétique est un petit peu similaire. Si elle ne change pas la tête du fémur, elle change la tête du patient, et lui permet de marcher plus heureux aussi dans la vie. Elle enlève une autre sorte de boiterie qui est tout aussi importante, qui est la boiterie mentale.

D'autant plus qu'actuellement, les rapports entre les êtres humains sont marqués par le visuel. Réalité terrible de la toute-puissance du voir…

Qu'on la déteste, la craigne, ou la méprise, cette réalité s'impose à nous tous, car nous vivons au siècle de la prééminence de la Reine Rétine !

Tant qu'il n'y aura pas d'autres sources de perception ni d'autres valeurs sensorielles que l'image, la chirurgie esthétique reste une chirurgie de l'image de soi. Alors acceptons ce qui est au point aujourd'hui, respectons et organisons-nous pour offrir le maximum de sécurité au cours de la pratique de la chirurgie et de la médecine esthétique.

Changer de tête ? Non si c'est une idée simplement en l'air, car changer de tête est un acte grave si l'on doit passer par la chirurgie esthétique.

Changer de tête ? Oui si la détermination est prise de l'intérieur, si la volonté est forte, si ce n'est pas une pulsion de mort, s'il n'y a pas d'idée suicidaire, s'il n'y a pas de dépression sous-jacente. Il faut aussi pouvoir s'adresser à des praticiens sérieux, s'entourer et se renseigner de confiance, rester courageux car le chemin de la chirurgie est malaisé, semé d'embûches d'inconvénients et d'incertitudes.

Les tempêtes se rencontrent au cours de tous les voyages ; Mais le pilote chirurgien n'est pas ordinairement un traître ou un lâche.

C'est pourquoi une consultation bien conduite sera absolument nécessaire avec tout le rituel que nous verrons ultérieurement de façon à ce que les choses se passent du mieux possible. Mais qui est le pilote du voyage ? Qui est ce chirurgien recréateur du possible qui re-figure, regalbe, reconstruit ? Quels sont ses rapports avec sa créature ? Pygmalion ou Docteur Frankenstein ?

Chapitre 6
LA CHIRURGIE ESTHÉTIQUE UN DOUX ATTENTAT

« Cure illness or prevent its visit, revive the sick and regain stolen soul »
« Guérir la maladie ou prévenir son apparition, ranimer l'atteinte et reconquérir l'âme dérobée »
JIM MORRISON

Ça ne va pas !

Vous êtes mécontent, tout s'est mal passé, vous êtes furieux ou déçu ou anxieux.

Comment peut-on faire ?

Vous avez trouvé votre corps maltraité. Vous avez l'impression que le chirurgien en vous opérant vous a jeté ses gants à la figure et vous a donc lancé un défi. Vous vous trouvez désarmé. Vous faites partie de la tribu des opérés ratés. Le caducée pour vous, c'est un serpent autour d'une tige qui n'est pas droite mais courbe ; vous estimez que vous êtes trahi, dupé, abandonné. Du calme !

Un certain nombre de complications réelles ont pu se produire.

Ces complications justifient un deuxième temps opératoire, une retouche ; mais il convient d'aborder ces difficultés par une approche sereine, dépassionnée ; 5% des patients opérés en chirurgie esthétique présentent à des degrés divers des soucis post-opératoires Discutez avec votre chirurgien, avant tout. Gardez un contact avec votre opérateur, il est prévu qu'une assistance est primordiale en cas de non-satisfaction ; Un deuxième avis avec un autre chirurgien, oui, pourquoi pas, mais méfiez- vous d'un confrère jaloux ou mal intentionné vis-à -vis de votre propre chirurgien. Souvent, ce confrère aura tendance à dénigrer ce qui vous a été fait, parfois brutalement et sans "confraternité" pourtant légalement obligatoire entre collègues médecins; par chance, avec mon équipe, nous offrons un staff mensuel gratuit où le patient insatisfait est reçu, examiné gratuitement, et reçoit des avis désintéressés de notre part; cela s'applique aussi à notre propres patients signalant échecs et doutes après notre propre opération; une marche à suivre est ainsi esquissée, avec le conseil de retourner voir son opérateur pour réparer comme il faut le problème en suspens.

LES COMPLICATIONS POST OPÉRATOIRES EXISTENT

1. L'hématome : il peut être une petite complication parfois une simple ecchymose ; un bleu ; il peut se produire autour des paupières ou au niveau des zones traversée au cours d'une liposuccion ; il faut le distinguer d'un hématome important expansif, c'est à dire qui prend petit à petit un grand volume. L'hématome expansif risque d'être compressif. D'une part il vous fait perdre du sang et d'autre part il met en péril les structures sous- jacentes : la peau est trop tendue ! Ce qui peut ainsi poser des problèmes de cicatrisation voire même de nécrose (c'est à dire de mort tissulaire ...)

Un hématome expansif se traduit par une douleur importante, vous vous sentez mal, vous avez des mouches volantes devant les yeux. Le plus souvent cet hématome se produit dans les 24h qui suivent une intervention, donc en général vous êtes encore protégé par l'hospitalisation.

Si cela se produit chez vous, pas de panique.

Il faut à tout prix avertir l'équipe qui s'est occupée de vous, le chirurgien, son assistante, son associé, son remplaçant ; si personne n'est vraiment là au bout du fil, il faut aller à l'hôpital le plus proche. Si vous êtes très anxieux vous pouvez même passer par le S. A.M. U.

Lorsque vous serez pris en main par l'équipe soignante, il leur faudra vider chirurgicalement cet hématome. Le mieux est de le faire sous anesthésie générale de façon à pouvoir laver la poche où l'hématome s'est produit, et pratiquer l'hémostase, c'est à dire coaguler ou lier le petit vaisseau qui en est responsable ; mettre en place une petite tubulure qui permettra d'évacuer le trop plein de sang qui risquerait de se produire encore. Ce drain vous protège sans doute efficacement, quoique les chirurgiens modernes évitent de l'employer, car ils l'accusent de faciliter le saignement par aspiration des caillots utiles….

En général, si l'hématome est traité rapidement, il ne laissera pas de séquelle. La poche va petit à petit se résorber et les tissus vont se recoller après une période de durcissement ; nous appelons cela une fibrose post-opératoire, tout va rentrer dans l'ordre ; votre cicatrisation va prendre 1 ou 2 mois supplémentaires. Il faudra au besoin faire des massages locaux pour assouplir les tissus. Dans certains cas l'hématome évacué avec retard peut s'infecter. En effet, les microbes aiment beaucoup le sang un peu vieilli ;

Ce sont de bonnes bouteilles pour se nourrir ; Un traitement antibiotique peut être nécessaire, voire le lavage de la poche avec un soluté dans lequel des produits contre les microbes seront injectés par irrigation.

Puis finalement, tout rentrera dans l'ordre.

2. L'infection

a. L'infection locale.
De petits points d'infection là où passent les fils est sans gravité,

Cela veut dire que votre peau a la prédisposition de faire de l'acné ou des petits points de rejet : l'infection très locale est une forme de lutte contre les fils, témoins de l'agression chirurgicale.

Une désinfection locale à l'aide de Bétadine permet en général d'en venir à bout, nécessitant parfois l'ablation des corps étrangers responsables.

b. Plus grave est l'infection générale.
Elle se produit soit par surinfection d'un hématome préexistant soit par colonisation en profondeur de microbes. Ceux-ci sont venus de votre nez, de votre gorge, ou à la suite d'une angine qui est restée méconnue. Parfois l'opération a lieu trop tôt après une grippe, pendant une période où les défenses immunitaires sont faibles. C'est pourquoi ne vous précipitez pas pour une opération si vous êtes en mauvais état ; ne cachez pas au chirurgien ou aux anesthésistes que vous avez eu une grippe ou une angine dans les 3 semaines qui précèdent.

En effet, c'est prendre des risques : vos défenses immunitaires sont encore trop faibles pour réagir : si jamais une petite infection se produit, votre organisme se défendra mal ; certains microbes restés à l'intérieur de votre corps, malgré le traitement antibiotique, vont coloniser les vallées ou les sillons que le chirurgien creusera avec son bistouri.

Une infection sérieuse se manifeste par une chaleur, une rougeur, une douleur et un passage de microbes dans le sang ce qui entraîne des frissons et de la température.

Les premiers signes d'une infection sont donc des signes locaux. Exceptionnellement, il s'agit d'une infection générale d'emblée avec des frissons et une septicémie.

Une ré-hospitalisation est alors absolument indispensable pour qu'un traitement antibiotique adapté soit fait. Des prélèvements de sang seront pratiqués qui permettront d'isoler le microbe en 2 jours par des cultures spéciales.

Le laboratoire testera aussi différents antibiotiques ; il pourra communiquer au médecin responsable de vos soins quel est le meilleur, antibiotique ou l'association d'antibiotiques qu'il conviendra de donner dans votre cas pour tuer le germe qui est la cause de cette infection.

Mais ne raisonnez pas simplement.

Les antibiotiques ne sont pas une panacée contre l'infection, ils ne font que sélectionner d'autres microbes ; ils tuent ceux pour lesquels ils sont destinés, mais d'autres germes peuvent prendre la place ; ainsi le cycle infectieux (bactériocycle de R. Vilain) peut être en permanence auto-entretenu.

C'est dire qu'il faut associer à la lutte contre l'infection une très bonne hygiène de vie, éviter tout ce qui fait monter le sucre dans le sang y compris les alcools, avoir un régime sain et équilibré mais manger suffisamment pour que votre organisme puisse brûler ses feux pour se défendre.

3. L'anxiété post-opératoire.

Elle est souvent plus importante qu'avant l'opération, un peu comme un volcan qui explose alors que l'opération est déjà pratiquée.

S'il s'agit d'une petite angoisse, elle se calmera vite d'autant qu'il faut que vous soyez raisonnable : vous ne risquez plus grand-chose puisque l'opération a déjà été pratiquée ;

Mais certains patients font de véritables crises d'angoisse post-opératoires. Cela va jusqu'à la perte de connaissance déclenchée parfois par une remarque acerbe de l'entourage ; Le vilain mari, les enfants moqueurs ou un ami cruel, qui vous font des réflexions désagréables sur votre apparence ou les causes qui vous ont conduit à vous faire opérer : cela entraîne un regain de culpabilité et d'anxiété.

Cette angoisse, presque un état de panique, ne peut être traité valablement que par le médecin responsable ou par la prescription de médicaments calmants.

Ce n'est pas une raison pour aller au suicide ; Votre opération n'est pas loupée 48 h après qu'elle fut pratiquée, c'est trop tôt pour porter un jugement négatif. Aussi essayez de vous raisonner et voyez les côtés positifs de cette intervention, à laquelle vous avez au moins survécu ! Beaucoup de ces crises viennent du fait que l'opération s'est faite sans l'assentiment de l'entourage un peu contre eux ; donc il va falloir affronter les autres. Courage ! Souvenez-vous que tout cela est pour paraître mieux ;

Parfois l'apparence que vous présentez au départ, montre qu'une intervention a été pratiquée. Après un lifting, vous pouvez être très tuméfié, avec des bleus autour des yeux, et un aspect disgracieux qui vous inquiète.

Mais rassurez-vous, il n'y a pas d'opération sans un certain nombre d'inconvénients visibles, du moins au départ.

Bien rares sont les femmes qui peuvent aller au théâtre 3 jours après un lifting ; cela peut se produire, mais en réalité c'est plutôt l'exception. La règle est qu'il existe des stigmates post-opératoires qui sont visibles et qu'il faut affronter sereinement.

Si vous avez l'impression qu'une complication s'installe, n'hésitez pas à contacter l'équipe soignante, à prendre un rendez-vous rapide pour être rassurée. Mais au contraire, ne soyez pas agaçante, n'essayez pas sans arrêt de téléphoner ou de calmer votre anxiété par une espèce de harcèlement. Il faut que vous trouviez la force en vous-même de résister à cet état d'anxiété qui, bien que naturel après une opération, doit être vaincu par la confiance que vous avez envers votre chirurgien.

4. L'asymétrie du résultat.

Souvent après une opération, les patients s'examinent avec beaucoup de soin, pratiquement au millimètre près.

Ils constatent qu'il existe parfois fréquemment une petite asymétrie des cicatrices, différentes de chaque côté ; plus courtes d'un côté, plus longues que de l'autre, pas tout à fait à la même hauteur ; Vous avez l'impression que votre corps est modifié, et que la cicatrice qui en résulte va témoigner d'une opération mal faite, puisque tout n'est pas parfaitement pareil des deux côtés.

En réalité, ces petites asymétries ne font que dévoiler une asymétrie pré existante. Il n'y a pas lieu de vous inquiéter particulièrement. Sachez également que tous les résultats vont évoluer dans le temps, que les cicatrices sont destinées à ne pas se voir ; donc peu importe que l'une soit un petit peu plus longue ou plus courte que l'autre.

Souvent aussi, du fait même que l'asymétrie préopératoire est importante, les cicatrices n'ont ni la même forme ni la même place des deux côtés, notamment au cours d'opération des paupières, des seins ou des cuisses.

Par contre, si vous trouvez que l'asymétrie est caricaturale (par exemple si on vous a implanté des prothèses, l'une est bien en place et l'autre est sous l'aisselle !) à l'évidence il existe un problème.

Il faudra aller avec un certain courage vers l'expérience de la consultation postopératoire, plus rapide que prévue, et ennuyeuse pour tout le monde.

Une retouche immédiate post-opératoire est rarement indiquée, le plus souvent il faudra attendre un certain laps de temps pour que la reprise puisse se faire.

Celle-ci se fera pour les problèmes vrais et importants à partir de la 6ème semaine. Sinon l'attente varie de 6 mois à 1 an en fonction des problèmes.

Si une retouche plus précoce doit être faite, il faudra en discuter avec votre chirurgien.

5. Le résultat que vous avez ne correspond pas à ce que vous en attendiez.

Il vous semble que, par rapport à ce qui était convenu dans le plan préopératoire, il y a eu un gag, ou que quelque chose ne s'est pas déroulé comme prévu. Cela ne doit pas engendrer chez vous une colère ni une anxiété particulière. Il se peut que le chirurgien ait rencontré des problèmes dont il n'a pas encore osé vous parler.

De toute façon, vous aurez le droit à un compte rendu opératoire ; il faut un entretien absolument clair avec le chirurgien chargé de votre opération : lui seul pourra vous dire si tout s'est bien passé, ou s'il y a eu une anicroche préopératoire, toujours possible.

En tout cas, à partir du moment où il y a une malfaçon importante, le chirurgien doit en être responsable et doit être susceptible de la réparer.

Cette réparation ne doit pas se faire en vous faisant payer.

La clinique peut vous demander un tarif réduit. A l'hôpital ces reprises sont gratuites.

Par contre, s'il s'agit d'un problème lié à votre cicatrisation, à votre peau et dont le chirurgien ne peut être tenu pour responsable, ce sera à vous d'assumer les frais.

Si vous trouvez que la taille de vos prothèses est trop grande, ou trop petite, il ne faudra vous en prendre qu'à vous : en effet, le plan préopératoire doit clairement faire apparaître la taille des prothèses qui seront choisies dans votre cas.

Après, il est toujours beaucoup trop difficile de revenir sur une décision déjà prise.

C'est pourquoi les consultations préopératoires sont si importantes pour parvenir à un consensus sur ce qui va être fait.

6. <u>Vous vous sentez faible, épuisé, vous n'avez la force de rien faire :</u>

Le plus souvent il existe après une intervention assez longue une petite anémie.

C'est à dire que si vous avez subi une opération prolongée, l'association des effets de l'anesthésie et de l'acte opératoire (qui comporte toujours un certain degré de choc opératoire) fait que le taux de vos globules rouges a baissé.

Ceci sera très simplement corrigé par un régime riche en viandes crues et en fer, de carottes, qui vous permettra de rétablir votre taux globulaire et de complémenter le fer sérique.

Si par contre, vous avez beaucoup saigné pendant l'intervention et si une auto-transfusion n'a pas été pratiquée, il est possible que vous ayez une anémie importante.

Si vous vous sentez, particulièrement faible, pâle, n'hésitez pas à contacter votre chirurgien ou un médecin de quartier qui fera pratiquer une prise de sang susceptible de révéler une anémie importante. Dans ces conditions, autant que possible, il vaut mieux éviter une transfusion. Quelques jours de repos et un régime spécial permettront de vous redonner le tonus et le nombre de globules nécessaire.

Si par contre votre anémie est très importante, dans certains cas, une transfusion s'avérera indispensable après vérification des groupes sanguins et test S. I. D.A.

Ceci n'a lieu que si vous avez eu des pertes de sang majeures, occasionnées par un hématome per-opératoire, ou si malencontreusement au cours de l'opération, un vaisseau a été coupé qui a saigné beaucoup.

Le chirurgien ayant décidé que le saignement n'était pas suffisant pour vous transfuser devrait vous avertir du risque d'anémie post-opératoire, de façon que vous puissiez vous reposer et ne pas être alarmé par cette fatigue incompréhensible.

7. complication thrombo emboliques :

Il est exceptionnel (mais cela peut se produire) que vous fassiez une phlébite post-opératoire.

Cela peut se produire dans les 10 jours qui suivent l'opération. Vous constaterez alors une douleur au niveau d'un mollet. Vous aurez du mal à marcher et le mollet va gonfler. Dans ce cas, il faut immédiatement alerter l'anesthésiste ou le chirurgien, et à défaut un médecin de famille qui, en vous examinant, vous fera le diagnostic de phlébite post-opératoire. Le risque de la phlébite, c'est qu'un caillot sanguin qui s'est produit au niveau d'une des veines du mollet peut migrer au niveau des poumons et entraîner une gêne respiratoire, parfois même une embolie mortelle.

Bien que ceci soit exceptionnel, le risque existe néanmoins, statistiquement.

Dans ces conditions, il faudra subir un traitement anticoagulant ; si le risque de phlébite est important, le risque d'embolie l'est beaucoup moins il est même exceptionnel !

Certaines opérations prédisposent davantage à l'embolie, telles les opérations de type plastie abdominale. Dans ces conditions, une ré-hospitalisation avec traitement anti-coagulant peut être indispensable, si le diagnostic de phlébite est porté devant une douleur du mollet, un pouls rapide, un peu de fièvre. Une confirmation par écho doppler sera pratiquée avant la mise en route du traitement.

LES RÈGLES DU SUIVI CHIRURGICAL

Toutes ces complications font qu'un chirurgien se doit de respecter un certain nombre de règles vis-à -vis de son patient.

1. Le chirurgien ou son équipe doit être joignable à toute heure du jour et de la nuit.

Bien sûr, respectez un petit peu sa vie privée ! Ne l'appelez pas pour de petites vétilles, ou à minuit un samedi parce que vous vous sentez seule ;

Mais si vous avez l'impression que quelque chose de sérieux se produit, ce serait une erreur que de ne pas le joindre ou de ne pas lui laisser un message.

Si vous n'arrivez pas à le joindre, une structure susceptible de répondre à votre attente devra être contactée.

Qu'il s'agisse d'un remplaçant, d'une infirmière, de la clinique où travaille l'anesthésiste, ou d'une équipe de soins à l'hôpital.

2. L'équipe chirurgicale est un élément capital qui donne à la structure dans laquelle vous serez opérée, sa cohésion et

son utilité en cas de problème. Cette équipe doit être capable de vous assister en répondant à vos questions au téléphone, en vous prescrivant les soins qui s'imposent, en vous orientant en cas de besoin.

Le remplaçant d'un chirurgien est quelqu'un qui est rémunéré par celui-ci ; c'est en général un chirurgien plus jeune qui, au moment des vacances ou en cas d'absence du chirurgien, va résoudre vos problèmes graves.

L'infirmière qui travaille avec le chirurgien n'a pas la fonction d'un médecin :

Elle ne peut être responsable que des soins cutanés, l'ablation des fils ou bien un avis destiné à savoir s'il' faut appeler ou non un médecin en cas de problème.

C'est néanmoins, une excellente idée que de passer par l'équipe infirmière du chirurgien qui vous a opéré : elle peut déjà être à même de vous rassurer, soit au contraire de vous orienter vers une structure d'urgence.

Certains chirurgiens sont remplacés en leur absence par des confrères.

Parfois même, vous pouvez avoir la tentation, en cas d'absence du chirurgien opérateur, d'aller voir un de ses collègues installés dans la même ville ou dans une autre clinique ou à proximité.

Il est évident que les chirurgiens entre eux devraient avoir une grande solidarité. Mais malheureusement cela n'est pas le cas. Trop souvent vous verrez que les chirurgiens vont se critiquer entre eux.

Soyez donc très prudent vis-à -vis d'un remplaçant ou d'un confrère qui dit du mal du chirurgien qui vous a opéré.

En général, le code de déontologie entre les médecins fait que nous devons soigner avec la même assistance et la même gentillesse les patients des autres comme si c'étaient nos propres patients.

Cette assistance est d'autant plus nécessaire qu'il faut une très grande psychologie pour affronter avec un patient la traversée difficile de la complication post-opératoire.

3. Vous avez besoin de prescriptions médicales.

Vous n'avez pas d'ordonnance d'antibiotiques ou de massages ou de calmants ou d'anxiolytiques. Dans ces cas, et si vous avez du mal à joindre votre chirurgien, il faudra savoir passer par le médecin de famille.

Celui-ci est parfaitement à même de faire le diagnostic de petites complications ou de désordre psychologique post-opératoire.

Il pourra parfaitement vous faire cette prescription et se mettra en rapport avec votre chirurgien dès le retour de celui-ci de façon que votre traitement ne souffre d'aucun délai ni distorsion.

LES STRUCTURES DE SOINS DANS LESQUELLES SE FONT LES OPÉRATIONS.

1. L'hôpital est un endroit merveilleux pour subir de la chirurgie esthétique dans la mesure où ces opérations se font à des prix défiant (en général) toute concurrence.

Dans les hôpitaux, la chirurgie esthétique n'est pas prise en charge par la sécurité sociale, mais les soins sont considérés comme un devoir par l'équipe qui y travaille.

Vous paierez le tarif hospitalier en fonction du nombre de jours d'hospitalisation, ou de forfaits pré établis qui vous sont communiqués après la décision de se faire opérer par cette équipe choisie. L'inconvénient de l'hôpital est qu'il existe souvent une attente pour être opéré. En urgence, il vous faudra rencontrer un chirurgien compétent, en passant par la chaîne hiérarchique qui est l'infirmière des urgence, l'externe (jeune étudiant en médecine), puis l'interne qui est le futur chirurgien de la spécialité, puis enfin le chef de clinique de garde, qui est déjà un médecin, ayant souvent passé sa thèse, et qui en général est compétent pour répondre à votre demande. En tout cas, il y a toujours un médecin sur place.

Aussi en cas de complications graves, faudra-t-il savoir demander à être examiné par le chef de clinique de garde qui seul sera à même de prendre les décisions utiles. Pour les opérations à froid, le chirurgien ne sera désigné qu'à votre entrée à l'hôpital, ce sera nécessairement un chef de clinique compétent qui sera responsable.

2. La clinique.

Dans les cliniques plusieurs chirurgiens opèrent dans la même spécialité ou des spécialités différentes.

Des anesthésistes y sont présents et facilement joignables.

Comme il s'agit d'un système libéral, si votre chirurgien n'est pas là, il devient difficile de voir quelqu'un qui acceptera de vous prendre en charge ; il existe un devoir de confraternité entre médecins, mais ce devoir peut être pris en défaut.

Ainsi si votre chirurgien est absent, vous devrez accepter d'être vu par un de ses confrères.

S'il dit du mal de votre chirurgien, méfiez-vous !

Le nouveau médecin qui vous examinera fera comme si vous étiez son propre patient ; il assurera les soins que votre état justifie jusqu'à ce que votre propre chirurgien soit averti et puisse vous reprendre en main.

3. Les centres de chirurgie ambulatoire.

Ce sont des établissements de soins où il n'y a pas d'hospitalisation. Il n'existe que quelques lits de repos pour les familles ou les patients qui se font opérer le matin et qui le soir même vont retourner chez eux.

Il est de règle dans ces centres, que vous puissiez joindre à toute heure du jour ou de la nuit le chirurgien ou son anesthésiste de façon qu'en cas de problème aucun temps ne soit perdu.

Si par malheur vous n'arriviez pas à joindre ce médecin, il faudrait que vous passiez par un hôpital, ou par un confrère chirurgien, si vous avez l'adresse. Sinon passez directement par le service hospitalier proche de chez vous, faites-vous rapatrier au besoin par le S. A. M. U. dans ce centre si vous jugez que votre état est grave et que votre complication est particulièrement angoissante.

Finalement à la suite de ce chapitre, on s'aperçoit que la chirurgie esthétique, bien que merveilleuse, n'est quand même pas une petite chirurgie

Nous considérons qu'il n'y a pas de petite opération chirurgicale ; la plus minime d'entre elles peut donner lieu à des conséquences sérieuses.

Un geste bénin peut aboutir à des complications tout à fait inattendues.

Les complications d'ordre psychologique

1. L'algodystrophie.

C'est une très curieuse maladie qui résulte soit par suite d'une opération sur la main soit à la suite d'une opération au niveau du visage ; il se crée une sorte de cercle vicieux psychosomatique.

Exemple 1 :

Une patiente de 50 ans, se fait faire son lifting. Elle souhaite le cacher à sa famille.

Son mari n'est d'ailleurs pas d'accord. Elle se fait opérer en dépit des réticences de l'entourage.

L'opération se déroule sans problème.

Elle vient nous voir pour des suites post-opératoires normales tout a l'air de bien se passer.

Elle est encore souriante. Dans les 3 semaines qui suivent son opération, son mari lui fait la tête.

Il ne cesse de lui faire des remarques désobligeantes. « Regarde-toi, tu es monstrueuse » etc ...

Petit à petit le visage de cette femme enfle d'une façon importante. Elle présente des douleurs qui sont localisées surtout à un certain endroit sous l'oreille. Elle revient nous voir, on ne trouve rien d'anormal.

S'installe alors un véritable dialogue de sourd entre le praticien et cette patiente. Celle-ci va revenir chaque semaine en disant « Docteur ça ne va pas, j'ai mal, quelque chose ne marche pas. »

Nous, chirurgien en l'examinant ne trouvons rien d'anormal on essaye de temporiser ; finalement comme rien de patent n'apparaît, ou commence à être froid vis à vis de la patiente.

Le dialogue est rompu ; la patiente se retrouve dans un état de prostration, d'agressivité psychologique qui fait qu'elle ira voir d'autres chirurgiens ; tous vont la renvoyer avec un diagnostic « retournez voir votre propre chirurgien. » En fait, cette détérioration des rapports et cette douleur qui persiste sont liés à un petit nerf qui se trouve comprimé juste sous l'oreille mais non coupé, car le lobule de l'oreille reste sensible.

Cela arrive fréquemment et ne prête absolument aucune conséquence dans l'immense majorité des cas.

Mais chez cette patiente, pour lequel l'environnement psychologique était défavorable pour l'opération, ce petit point d'appel est comme une sonnette d'alarme qui ne cesse de résonner dans sa tête et qui lui rappelle que personne n'a accepté son opération dans sa famille. Heureusement, un recours à une psychologue est accepté après moult discussions.

Il faudra toute l'assistance de la psychologue, qui parviendra petit à petit à démêler l'écheveau des pourquoi, comment, et pourquoi moi, pour que cette patiente puisse être rassérénée. Le résultat superbe du lifting fait qu'après 2 mois, le mari félicite son épouse pour son courage. Les douleurs disparaissent comme par enchantement, les œdèmes aussi !

Toute sa famille a accepté l'idée de la réintervention. Nous ne la voyons plus pour un temps.

Un an après les relations du couple s'étant à nouveau dégradées, cette douleur est réapparue aussi difficile et aussi insistante qu''auparavant ... Voilà une femme qui après un lifting a eu mal à son couple !

Exemple 2

Un autre exemple est donné par une femme qui à l'occasion d'un séjour à la campagne décide de tondre sa pelouse.

Préoccupée par une histoire financière difficile dans son couple, elle ne fait pas très attention et débourre sa tondeuse à gazon qui est encore en marche. Elle se blesse à peine l'extrémité du doigt qui est arraché. Elle vient se faire soigner par un chirurgien qui lui procure des soins les plus parfaits et les plus appropriés à son cas. Revue dans les suites post-opératoires, tout semble bien évoluer.

Au deuxième mois après l'intervention la main est œdémateuse, gonflée, la radiographie montre que les os commencent à se déminéraliser ; la patiente dit qu'elle ne peut plus bouger ni ses doigts ni sa main, elle a un regard complètement tragique ; toute sa famille est autour d'elle en disant « mais qu'est-ce qui s'est passé, l'opération ne s'est pas bien déroulée, ou bien le chirurgien a-t-il fait une bêtise » ?

En réalité c'est une algodystrophie de la main qui est en train de se produire : la patiente ne se pardonne pas sa petite maladresse, s'auto-accuse et ainsi a besoin de sa maladie pour signifier à son entourage trop indifférent, qu'elle doit devenir leur centre d'intérêt ; cette petite blessure est en réalité liée à un contexte familial pour lequel le chirurgien ne peut rien.

Ce type d'algodystrophie va évoluer spontanément vers la guérison en 2 ans environ. Pour accélérer la guérison, il faut une psychothérapie de soutien. Là encore, le psychologue a pour mission de démêler l'écheveau des causes et des conséquences impliquées et faire accepter à la patiente qu'on peut faire une petite bêtise une fois dans sa vie, que cela n'est pas sans grande conséquence, d'autant plus qu'au niveau de la main, le préjudice est en réalité très faible. Bref il faut réapprendre à la patiente qu'IL LUI FAUT SE PARDONNER.

Après quelques séances de psychothérapie, cette patiente est allée beaucoup mieux, elle a mis environ 6 mois pour récupérer un usage normal de sa main. Cet effondrement psychosomatique lié à une petite cause médicale ou chirurgicale suivi d'un énorme retentissement psychogène qui a son tour va entraîner des conséquences graves au niveau du corps, est un circuit vicieux encore assez mal connu des médecins.

Jusqu'à il y a peu de temps cette algodystrophie était considérée comme une cause d'origine médicale ; certains chirurgiens ou médecins prescriront des injections de calcium, des perfusions, des blocs du plexus sympathique, voire des traitements extrêmement agressifs.

Il a fallu toute la perspicacité du Dr Raymond Vilain pour démontrer que cette algodystrophie avait en réalité une cause psychogène ; c'était un point d'appel, un cri d'alarme qu'il fallait savoir décrypter, ou au moins entendre et écouter avec bienveillance.

2. La dysmorphophobie.

C'est une affection étrange qui peut atteindre aussi bien certains jeunes hommes que certaines jeunes femmes.

Par exemple, un jeune homme qui vient en consultation âgé de 24 ans, extrêmement séduisant, grand, sportif, il séduirait n'importe laquelle des infirmières ici présente autour du chirurgien.

Il commence à accuser le fait qu'il a un pli au niveau de la lèvre. C'est un pli qui pour lui est obsédant ; il ne voit que ce pli, il le voit tout le temps. Tout le monde se regarde au cours de la consultation car personne n'aurait songé à mal en voyant son sillon naso-génien tout à fait naturel.

En fait, pour lui ce sillon naso-génien lui rappelle une image d'un grand-père qu'il détestait, qui était particulièrement marqué, avec lequel il a eu des rapports très anxiogènes et conflictuels.

Or c'est un jeune homme extrêmement intelligent.

Il est en études supérieures de mathématiques ; il n'a de cesse que de se faire opérer. Aux explications du chirurgien qui essaye de minimiser la disgrâce qu'il présente en essayant au contraire de le revaloriser, rien n'y fait.

Son argument c'est chaque fois qu'il se regarde, dans le miroir il voit ce problème. Il ira donc voir plusieurs autres chirurgiens, dont certains accepteront de l'opérer. D'autres feront le diagnostic de dysmorphophobie et l'enverront à un psychiatre.

C'est très difficile d'envoyer un homme jeune bien portant à un psychiatre ; car en fait, les patients victimes de cette très curieuse affection, se considèrent comme tout à fait normaux au niveau psychique, ce qui est d'ailleurs vrai en grande partie. Ils refusent violemment l'intrusion du psy. Quand ils y vont ! Notre jeune homme a accepté de s'y soumettre et est allé voir un confrère psy.

Le psychiatre, las de voir revenir ce patient, et las de lui faire une psychanalyse avec une écoute prolongée, a admis qu'il y a bien un petit sillon naso-génien plus marqué d'ailleurs d'un côté que de l'autre ; « Pan » le mal est fait. Revoici de nouveau ce jeune homme devant les chirurgiens, arguant que même le psy a constaté le défaut. Finalement, il se fera opérer, les conséquences de cette opération sont funestes.

A la place d'un sillon, il a maintenant une voussure ; il est réellement déformé. Il est surexcité, en train de courir voir d'autres chirurgiens pour essayer de réparer le mal qui a été fait. Il est revenu nous voir. Il refuse une nouvelle psychothérapie et est agressif. Nous ne voulons pas le réopérer.

Ces cas de dysmorphophobies se rencontrent partout, au niveau de la face, au niveau du nez, ou des oreilles, ou des yeux, ou de tout autre structure du visage.

Ce sont des hommes intelligents, des femmes particulièrement fines dans leur analyse d'elles-mêmes. Le problème est que, en fait ce dont ils se plaignent existe vraiment, mais leur structure mentale est pathologique visant à prendre un chirurgien dans des filets de causalité et à le faire opérer, alors que de toute façon l'opération ne peut pas donner de bons résultats, puisque le problème est mineur et que l'acte opératoire ne peut rien résoudre -car il ne s'attaque pas au fondement de ce qui a entraîné la demande de consultation : cette cause est psychogène et très profonde.

3. Les multi-opérés.

Il n'est pas rare de voir des patients qui ont eu le corps complet refait par la chirurgie esthétique.

Ces demandes sont parfois exagérées. Parfois elles peuvent être valables dans le cadre de grands amaigrissements avec leurs séquelles inesthétiques ou à la suite de grossesses où les patientes ont eu le corps complètement déformé.

Ainsi il n'est pas anormal qu'une femme se fasse opérer les seins, le ventre, les cuisses, parfois même subir des liposuccions afin de retrouver son corps de jeune fille.

Mais les multi-opérés dont nous parlons sont des patients qui se sont fait opérer 6, 7, 8, 10 fois, le nez ou les oreilles ou le visage.

Ils sont en permanence insatisfaits de ce qui a été fait ; ils ne cessent de trouver d'autres chirurgiens incapables de leur dire la vérité et de réparer ce qui a déjà été fait. Ceci est surtout flagrant au niveau du nez chez certains jeunes gens qui, à force d'avoir eu le nez réduit, se retrouvent avec un petit nez en trompette pour lequel tout autre opération de réduction n'est plus envisageable.

La seule façon est alors de les confier à un psychiatre ou à un psychologue et de faire le point de leur situation.

Dans notre expérience, il a été nécessaire chez eux en réparation ultime, de faire des greffes osseuses nasales pour essayer de revenir au point de départ, en essayant de retrouver sur des photographies anciennes leur apparence avant toute opération. La reconquête de l'état de leur nez antérieur passe donc par une opération reconstructrice sérieuse.

La chirurgie esthétique est un doux attentat, qui d'ailleurs n'est pas forcément doux, qui peut même dans certains cas être très violent.

On comprendra qu'elle peut introduire un certain bouleversement dans la vie d'un patient qui n'était pas très demandeur, qui a eu simplement la lubie d'une intervention. C'est pourquoi il est si important de bien entourer une opération de type chirurgie esthétique par une bonne écoute psychologique, de bien déceler quels sont les motivations : au besoin de demander un portrait psychologique à une psychologue qui saura faire le point plus calmement et plus lentement, avec plus d'écoute et de finesse qu'un chirurgien qui n'a qu'une formation intuitive de la psychologie de ses clients.

Mais c'est néanmoins au· chirurgien esthétique d'être en alerte. A lui de s'émouvoir, de prendre en charge, d'assumer. C'est à ce prix que l'opération esthétique peut réussir, et qu'elle réussit le plus souvent.

Mais dans cette tentative, le chirurgien esthétique vole quelque chose. Il dérobe une capacité divine de la création. Il fait un croc en jambe à la nature, ce faisant il s'attire forcément au moins, la jalousie des hommes, mais parfois aussi la colère des dieux.

Un peu Prométhée donc. Un peu Marsyas, le faune chantant et séducteur qui agaçait tant Apollon et sa sœurette.

Chapitre 7
PYGMALION

« We have been metamorphosed from a mad body dancing on hillsides to a pair of eyes staring in the dark

« Nous avons été métamorphosés d'un corps fou dansant sur les collines en une paire d'yeux braqués dans le noir »

Jim MORRISON

Que de lectures divergentes existent autour de ce mythe de Pygmalion ! Ce génie parvint à transformer une statue en marbre blanc, inerte, en une belle femme dont il tomba éperdument amoureux ;

Plusieurs visions sont sous-jacentes, idées en cascades, en miroirs ...

1. Est-ce du pouvoir d'un homme de transformer une femme minérale en un être sublime ? La souillonne devient princesse, et la princesse que peut-elle devenir ?

Pas toujours, forcément, autre chose qu'un souillon plus tard.

2. Est-ce l'homme amoureux de sa création après un travail difficile ? Le sculpteur amoureux de son œuvre ou le peintre qui devient amoureux de son modèle ?

Et que devient le modèle, quel est son destin ?

3. Est-ce la femme qui devient éprise de son créateur ? Est-ce le modèle qui tombe amoureuse de son photographe ou l'actrice qui devient amoureuse du metteur en scène ?

Là encore les destins se croisent, au gré factice des sentiments individuels.

4. Est-ce la femme de marbre qui devient humaine, progressivement, par amour ? Ainsi certaines femmes fatales qui deviennent de plus en plus cougar, maladivement attachées à l'homme qu'elles ont eu dans la peau, surtout s'il est beaucoup plus jeune qu'elle.

Dans tous ces aspects, on peut retrouver une idée sous-jacente qui est la création d'un individu par l'autre ; une sorte d'ascension guidée par un maître sur des marches comme celles d'un temple Maya pour arriver jusqu'au faite, et puis après une lente dégringolade ; ou parfois même un brutal sacrifice. Heureusement qu'Adam n'a pas eu le temps de se poser toutes ces questions quand Eve a surgi de sa côte !

PYGMALION, LE MYTHE

Pygmalion est un homme assez laid. C'est un ratatiné de l'amour. Il est en train de travailler sur une statue d'ivoire blanchâtre. Il l'appelle Galatée. Il a un peu de mal et puis cette statue est un peu empotée. Néanmoins, tous les soirs il la caresse et une nuit, à la pleine lune, il est pris d'un rêve qui devient soudain réalité. La statue s'anime, devient vivante. La chair d'ivoire froid devient celle d'une femme chaleureuse qui lui permet d'avoir une histoire sentimentale et physique avec elle.

C'en est fini de la tranquillité de l'homme. En effet, cette statue qui commence à bouger et qui devient humaine que d'histoires ne va-t-elle pas engendrer !

Plusieurs questions se posent à propos de cette histoire.

Comment était donc le corps de Galatée ? Était-il réellement érotique ? Est-ce vraiment une femme belle, jeune ? Est-ce une sculpture qui répondait au canon de la Vénus de Milo ?

Était-elle représentée nue ou avec un pagne ? Était-elle découverte, les cuisses ouvertes, ou bien était-elle les cuisses serrées, les bras mollement étendus ? Pygmalion a-t-il une femme, une maitresse, des enfants ? Est-il réellement si laid ou n'est-il pas un peu plus beau qu'on le dit ?

En fait, on aimerait bien pour les besoins de l'histoire qu'il soit plutôt très laid. Car ainsi, cette fable devient plus crédible. Si l'on en croit les films, c'est l'histoire d'un l'homme qui veut faire petit à petit évoluer une actrice (comme « la comtesse aux pieds nus ») la femme a affaire à un homme plutôt bien élevé, d'un certain âge, toujours élégant et gentilhomme.

En tout cas, tous cela a créé un mythe absolument superbe pour plusieurs raisons

1. D'une part, parce que l'homme, en permettant à la femme de s'animer, se rapproche de Dieu créateur de vivant ; il n'a pas le contrôle à long terme de sa créature, dont le destin diverge.; mais en tout cas, il parvient à court terme à fabriquer un individu qui se transfigure, qui se transforme par le biais d'un autre, qui va souffrir d'exister et suivre une voie initiatique.

2. Il éveille la femme. Il l'éveille à quoi ?

D'une part, il la sculpte littéralement donc il la crée au physique, mais en l'aimant il accepte d'elle tous ses défauts qu'il transforme progressivement en qualités.

Et puis, il défie les dieux, qui ont permis une simple statue et qui voient leur œuvre changer en quelqu'un de vivant. C'est donc un défi, que de donner la vie ; à ce niveau on peut dire qu'il y a une analogie très forte avec le mythe de Prométhée. Jupiter lui fait dévorer son foie parce qu'il a donné le feu aux hommes en le dérobant aux dieux. Mais en fait, ce feu représente quoi ? Là aussi, c'est l'étincelle de vie, c'est la survie de l'humanité tout entière. C'est donc, un mythe plus large que celui de Pygmalion qui ne s'intéresse qu'à un homme et à une femme. Le sens du mythe qui fait braver les dieux est beaucoup plus puissant dans le mythe de Prométhée. Y-a-t-il une vengeance des dieux chez Prométhée ? Oui. Par contre, chez Pygmalion, il n'y a que l'amour coupable de sa propre création.

Ainsi les deux mythes diffèrent grandement par leur dimension par rapport à l'humain et à la société. L'un est un mythe qui englobe toute la société des hommes, l'autre est un mythe qui reste uniquement attaché à l'histoire verticale et horizontale de deux êtres, l'un humain et l'autre qui le devient : c'est Pygmalion.

Ceci dit, ce mythe porte un certain nombre d'anomalies.

Le grand pygmalion du cinéma, le célèbre Harry WEINSTEIN a croupi en prison car il avait enfreint les règles du respect des actrices auxquelles il imposait des conduites inacceptables, mais il a fallu des années et des plaintes dévastatrices pour les victimes afin de le faire condamner ; Le vrai Pygmalion ne subit aucune punition.

Tomber amoureux de sa création

Chaque fois qu'un homme a créé une femme, elle lui a échappé. Depuis Eve qui n'a vraiment pas suivi les conseils du bon Dieu, jusqu'à toutes les femmes fatales, c'est toujours la même histoire et la même fin souvent tragique.

Donner la vie à une femme, c'est créer une opposante ou quelqu'un qui ne suivra pas les préceptes ou les conseils de son initiateur. C'est en général, toujours l'homme numéro deux qui en profitera si ce n'est l'homme numéro trois.

Par ailleurs, il est très dangereux de tomber amoureux de sa création.

C'est un interdit chez les médecins ou chez les chirurgiens, car cela représente un tabou inscrit dans le code d'éthique de chaque médecin. Chez les psychiatres et notamment chez les psychanalystes, il est interdit de passer à l'acte encore que récemment, certains comportementalistes ont estimé qu'il valait mieux passer à l'acte plutôt que de créer une double frustration ...

Nous n'avons pas encore eu les retombées de la version des clients. Mais en tout cas pour les psychanalystes qui l'ont osé, ils en sont apparemment très satisfaits ! Mais tomber amoureux de sa création n'est possible en général qu'avec des femmes hystériques parce qu'elles grandissent chaque événement de leur vie, parce qu'une petite allumette devient une bûche. Parce que pour l'hystérique c'est une preuve de création de soi et de dilatation du moi. Ainsi, il est rare que ces histoires finissent bien. Elles ne sont en tout cas pas réellement recommandables.

Dans ce mythe Pygmalion, nous relevons un point très important et très positif.

C'est que l'œuvre de création, une fois qu'elle est achevée et après un effort acharné, va engendrer la vie biologique ; elle va la faire passer à l'existence réelle encore que pour certains peintres ou sculpteurs ce ne sont pas les tableaux les plus travaillés qui deviennent les plus beaux, mais ceux qu'ils ont fait d'une façon inspirée assez cool, décontractée, d'une facture rapide. Ceci dit, tout artiste s'attache profondément à une œuvre qu'il aura considérablement travaillée et retravaillée. Le fait qu'il ait conjugué un jaillissement spontané avec une grande inspiration et beaucoup de concentration et de temps ajoute de la valeur à cette œuvre. D'où l'idée d'une certaine souffrance pour donner vie, c'est comme un accouchement ; L'œuvre s'anime car il existe à ce moment-là un rapport de mère à enfant entre celui qui crée et sa propre création. Si c'était l'existence paternelle il s'y ajouterait un côté extérieur fabriqué, un travail condescendant moins respectable. C'est pourquoi dans ce mythe de Pygmalion, c'est un homme qui tombe amoureux de son œuvre, ce qui élargit un petit peu le champ de son application au-delà de la seule idée de maternité. Le rapport de Pygmalion à son œuvre est plus fort que celui d'une mère à son enfant né d'un accouchement difficile ; une souffrance initiale qui anoblit. Si cette souffrance disparaît, il n'y a plus de rapport entre celui qui crée et son œuvre. La mère transmet la vie. L'artiste l'invente.

Le mythe de Pygmalion restera éternel. Il est plein d'interprétations possibles. Celle des chirurgiens font redouter de créer, tel le Dr Frankenstein, des monstres chaque fois qu'ils essayent de créer un chef d'œuvre. Mais les progrès de la chirurgie moderne devraient nous en éloigner. L'interprétation du sculpteur est la plus réaliste théoriquement ; car comment se séparer d'une œuvre qui vous a fait suer sang et tripes ?

Finalement retenons de ce mythe qu'il est éternel et que pour créer une œuvre il faut déjà l'aimer avant même qu'elle n'existe.

Poème de chat GPT sur Pygmalion et la chirurgie esthétique :

Pygmalion, sculpteur de Chypre, aimait

Une statue d'ivoire qu'il avait façonnée

Il la couvrait de baisers et de présents

Et lui demandait de devenir vivante

Aphrodite, touchée par son vœu sincère
Exauça son désir et anima la chair
La belle Galatée ouvrit les yeux
Et rendit son amour à Pygmalion heureux

Mais le temps passa, et la beauté s'altéra
La peau se flétrit, les cheveux blanchirent
Pygmalion, toujours épris de perfection
Voulut restaurer l'éclat de sa passion

Il chercha la science de la chirurgie
Qui promettait de rajeunir la vie
Il fit opérer sa femme sans relâche
Pour effacer les rides et les taches

Mais à force de couper, de tirer, de coller
Le visage de Galatée se déforma
Elle perdit son charme et son naturel
Et devint une poupée artificielle

Pygmalion, dégoûté par sa création

Ne l'aima plus et la laissa tomber

Galatée, blessée par sa trahison

Mourut de chagrin et redevint statue

Alors le chirurgien, finalement, qui est-il, comment fait-il ?

Est-ce l'épouseur de vedettes du show biz, le gardien féroce d'un bloc immaculé avec ses mâchoires arrogantes, ou bien le blédard tapi dans une salle d'opération désordonnée et mal accueillante ?

En plus, ça ne réussit pas toujours la chirurgie esthétique. Pygmalion peut taper à côté. Le marbre peut se fendre, l'ivoire se craqueler, le bois s'éclater et la chair, inopinément, trahir la cicatrisation si ce n'est la compliquer.

Pas simples, ni le chirurgien ni la chirurgie esthétique. Elle est avant tout une douce violence œuvrant dans une temporalité extrêmement variable et déroutante..

Chapitre 8
MARSYAS, ÉCORCHÉ VIF

« From the air we trapped gods, with the god's omniscient gaze but without their power to be inside minds »

« Depuis l'espace, nous avons piégé les dieux, avec l'omniscience dans le regard mais sans leur pouvoir de rester dans les esprits »

JIM MORRISON

Marsyas est un faune. II aura la peau arrachée parce qu'il a trouvé et joué d'un instrument, la flûte de Pan, qui a déformé la bouche d'Athéna.

Faune à demi humain, Marsyas, essaiera d'en jouir. Il sera puni parce qu'il essaye artistiquement de se mesurer aux dieux. En fait, le dépeçage auquel il va être soumis a le sens du châtiment le plus terrible. Arracher la peau est, en effet, le geste le plus douloureux qui soit, puisqu'une infinité de terminaisons nerveuses parviennent à la peau, source des sensations que nous pouvons avoir avec le monde extérieur. Ainsi, le mythe de Marsyas conduit à une fin atroce, qui est la condamnation d'une tentative artistique de produire une beauté divine par la musique. Pas loin du chirurgien esthétique qui excise la partie laide pour la remplacer par un tissu de beauté.

L'après-midi d'un faune

Athéna s'essaye aux instruments de musique. Elle joue de la flûte de Pan à 9 trous, et sa bouche en est déformée. Furieuse, elle lance la flûte au loin. Marsyas, qui passait par là, la ramasse. Il essaye d'abord d'en jouer et n'en tire aucun son. Après un certain acharnement et toute une période d'apprentissage, il en tire une musique très mélodieuse, au point que les animaux de la forêt, d'autres faunes, des nymphes, viennent et dansent autour de lui en applaudissant aux sons merveilleux qu'il sait tirer de l'instrument.

Au bout d'un certain temps, la réputation de Marsyas s'agrandit. Apollon, le dieu qui sait si bien jouer de la lyre, entend parler de Marsyas.

Un peu jaloux qu'une telle réputation soit donnée à quelqu'un qui n'est pas un dieu de l'Olympe, Apollon décide de lancer un défi à Marsyas. Un jury est établi et les deux compétiteurs doivent jouer alternativement. Marsyas joue après qu'Apollon eût produit des sons d'une pureté merveilleuse ; mais Marsyas par son jeu mélodieux, plus dansant, fait virevolter tout l'alentour. Aussi le jury est-il bien en peine de désigner qui est le vainqueur. Il donne « égalité ».

Apollon, dépité de ne pas être le vainqueur alors qu'il sait qu'il ne peut qu'être favorisé par son statut de dieu, relance un nouveau défi. Il faut jouer, maintenant, en tenant l'instrument à l'envers. Ce défi atroce réussit bien à Apollon puisque la lyre peut être retournée et que l'habileté d'Apollon lui permet d'en tirer des sons toujours aussi mélodieux.

Par contre, Marsyas mis au défi, pour une seconde fois, se trouve désemparé et n'arrive pas à tirer de sons agréables. Dès lors, il doit être puni. Athéna, qui avait lancé le terrible anathème, suggère à Apollon d'arracher la peau de Marsyas de son vivant, et que cette peau soit exposée à tout le monde pour bien montrer qu'on ne s'attaque pas impunément à la gloire des dieux.

Ainsi, tous les interdits de la chirurgie esthétique se retrouvent dans cette lancinante histoire qui est le rappel qu'on ne doit pas défier la nature, ni les dieux tout puissants, ni la simplicité d'un son produit par les voies normales. Les puissances supérieures de la nature doivent triompher ; quiconque tente par une manipulation intempestive d'aller à l'encontre de règles encodées dans les gênes encourt le châtiment le plus terrible.

Rester comme on naît ?

Il est ainsi suggéré par de multiples morales, notamment la morale judéo-chrétienne que l'on doit s'accepter tel que l'on est.

Qu'il faut dépasser ses infirmités par son intelligence. Qu'il faut affirmer et accepter son âge, qu'il faut accepter sa place en société, que toute contestation est dangereuse car elle peut produire l'instabilité politique et gêner les dominants au pouvoir. Ces dominants essaient de dicter des règles, des lois, une politique où toute rébellion est qualifiée de dangereuse et source de punition, par exemple dans le domaine des arts et des lettres une censure est mise en avant interdisant des musiques neuves, interdisant certaines démarches scientifiques, c'est ce qui s'est passé sous Staline. D'ailleurs ces dictateurs trouvent dans les produits mêmes de la science, les preuves du danger de celle-ci : la pilule qui permet le contrôle de la natalité entraîne des thromboses veineuses et un risque de dénatalité. Les anticoagulants qui permettent de fluidifier le sang produisent des accidents à type d'hématome ou d'hémorragie parfois à l'intérieur du cerveau. Les antibiotiques ne guérissent pas toutes les infections et produisent des germes plus résistants ; Il faut sans cesse inventer des nouveaux antibiotiques. Certains produits antimitotiques utilisés pour le cancer détruisent complètement les cellules qui doivent produire la moelle osseuse et donc les capacités de résistance de l'organisme aux agressions. Même la bienheureuse aspirine en quantité importante peut produire des ulcères hémorragiques de l'estomac ; enfin, la libération sexuelle a évidemment pour conséquence immédiate le Sida, punition extrême que les moralisateurs ont utilisée dans la même ligne de pensée. Ainsi, cette légende de Marsyas a un côté pervers. Elle impose à chacun sa place dans la société et fait courir le risque d'une punition et d'un châtiment exemplaire à quiconque essaye d'en dévier.

En fait, il faudrait prendre cette histoire à l'envers. Il faudrait prendre fait et cause pour Marsyas comme si c'était le martyr de cette forme d'immobilisme de la pensée et de la créativité. Il faut être pour la rébellion car c'est elle qui est source d'inventions et de progrès. Toute règle doit être un jour ou l'autre contestée n'en déplaise à tous nos planificateurs et au ministre de l'Intérieur ou de l'extérieur. Rien n'est figé ni n'appartient à personne : tout est de haute lutte mais à condition d'une grande rigueur dans l'apprentissage pour ce qui concerne la chirurgie esthétique ; il faut bien accepter l'idée que notre corps est un navire pour la vie. C'est à nous de corriger en permanence les avaries et d'essayer de faire en sorte que notre voyage soit le plus agréable possible.

La science et ces excès peuvent être dangereux, mais pas autant que la guerre, ou l'esprit de domination ou simplement le goût du pouvoir pour le pouvoir.

Ainsi dans la problématique du corps c'est l'adaptation meilleure au possible et le principe de la joie et non pas celui de la quête du pouvoir qui doit prédominer.

Les inventions les plus extraordinaires ou les plus extrêmes peuvent déboucher sur la liberté et non sur l'asservissement : admirons la beauté du travail de création artistique, et parfois la création scientifique s'en approche. Il y a quelque chose de Prométhée dans Marsyas : ce sont des condamnés politiques par la légende. On s'apitoie sur eux mais leurs histoires sont dissuasives. L'idée générale est qu'il ne faudrait pas les imiter ; eh bien, il faut accepter que ce soit une fausse réalité et qu'au contraire seule l'attitude de Marsyas ou de Prométhée est noble.

Tous ces mythes doivent être un peu démolis. Il n'y a pas d'action scientifique qui soit morale ou immorale. C'est la société qui jugera en fonction d'un critère évolutif ; au départ aucune découverte ou aucune conception scientifique ne porte en elle-même un produit de dégénérescence ou de malheur. Seule l'utilisation politique perverse ou l'absence d'éthique ou de morale scientifique peut mener à un désastre. Ainsi, cette histoire de Marsyas qui a tendance à freiner un peu l'esprit de découverte doit être explicitée autrement. Pour nous, vive les découvertes et vive le combat tragique de Marsyas.

LA FRAGILITÉ DE LA DIFFÉRENCE

Le mythe de Marsyas est peu connu. Ce mythe illustre la fragilité du don et de la différence. La précarité de l'artiste. Le danger de jouer avec des instruments qui nous dépassent. Il faut nous révolter contre la philosophie de la peur et de l'immobilisme.

Ces derniers ne sont les armes que de ceux qui se prennent pour supérieurs aux autres. Ou qui vivent pour la conquête isolée du pouvoir, au besoin par la force, sans le respect des valeurs les plus créatrices de l'humanité.

Le chirurgien esthétique, par l'exercice de son art, prend des risques. On croit que c'est seulement pour le patient. Non !

Dans la souffrance de son patient, le chirurgien trouve un tourment terrible pour lui-même, aussi grand, dévastateur, que pour le patient : nuits d'angoisse si quelque chose dérape après l'opération, si une complication urgente apparaît, s'il faut courir réopérer ou constater une nécrose, une asymétrie, une infection, etc. Pas de place au cynisme, comment éviter ces échecs ? Déjà respecter un rituel, une discipline de l'acte, voilà un bon début.

Voici ce que char GPT a imaginé à propos de Marsyas :

Marsyas, tu as osé défier le dieu du chant,

Et pour prix de ton audace, tu as subi le tourment

D'être écorché vif, dépouillé de ta peau,

Et de ton souffle qui faisait vibrer le roseau.

Mais si tu revenais à la vie, aujourd'hui,

Que ferais-tu de ton corps meurtri et flétri ?

Irais-tu chez un chirurgien réparer tes blessures,

Et retrouver une apparence plus belle et plus pure ?

Ou bien garderais-tu les traces de ton supplice,

Comme un témoignage de ton art et de ton vice ?

Et continuerais-tu à jouer de la flûte, malgré la douleur,

Pour exprimer ta révolte et ta soif de bonheur ?

Marsyas, tu es le symbole de la passion créatrice,

Qui brave les interdits et les limites de la nature.

Mais tu es aussi le miroir de la vanité humaine,

Qui cherche à se rapprocher de la beauté divine.

Chapitre 9
LA CHIRURGIE ESTHÉTIQUE, UNE IMAGE DÉGRADÉE

« All citizens heirs of the same royal parent »

« Tous les citoyens sont les héritiers du même parent Royal »

JIM MORRISON

La chirurgie esthétique est avant tout une chirurgie, un acte noble, qui est réparateur de complexes et souffrances physiques et psychiques.

C'est super la chirurgie esthétique ! Même si son l'image de· marque reste globalement mauvaise, d'abord parce que les chirurgiens esthétiques n'ont pas su lui donner une image noble, et d'autre part parce qu'il existe des ratés ; les circuits de la chirurgie esthétique ne sont pas clairs. La médecine esthétique, versant adouci de la spécialité, vient encore un peu plus brouiller les possibilités thérapeutiques dont disposent les patients.

Au travers des mythes que nous rappelons, nous voyons que le grand rêve de l'humanité est de dominer son corps, de prolonger sa vie. Non pas une vie de jeunesse mais plutôt une vie en accord avec le monde qui nous entoure, préservant une capacité de séduction et de réaction satisfaisante devant l'Achéron qui se rapproche.

En fait, il ne faut pas se déjuger ; quelque part on craint toujours une punition céleste qui peut se produire si l'on dépasse les bornes ou si l'on prend des risques inconsidérés. D'où l'incroyable succès de l'esthétique « douce » par opposition à celle du bistouri, avec sa cohorte de rêves miraculeux et de succès partiels- quoique incontestables quand elle s'allie à une dermatologie scientifique.

CHIRURGIE ESTHÉTIQUE : UNE PUNITION À REDOUTER ?

En fait la punition provient de l'échec post-opératoire : telle une révolte contre la mort annoncée, contre la pulsion de mort que chaque individu porte en lui plus ou moins exprimée : la chirurgie esthétique est une noble révolte contre la mort puisque c'est la révolte contre la mort annoncée par les signes du vieillissement.

La chirurgie esthétique participe ainsi de la lutte pour la vie et surtout pour la qualité de la vie. Mais la punition qui peut en découler est représentée par une souffrance morale bien davantage que par la souffrance physique.

C'est la perception d'un échec, le plus souvent échec psychologique et non pas réelle complication qui déclenche le branle-bas des regrets après une intervention.

Ce sentiment amer sera plus un témoignage de l'erreur du désir, du ratage de l'acte entrepris, beaucoup plus qu'une défaillance de l'acte opératoire, mais gare à la cassure des relations ultérieures familiales amoureuses et personnelles. Nous savons que la chirurgie esthétique permet d'améliorer le langage de la communication par le corps.

C'est l'image transmise par le corps et le langage par le corps, dans un corps à corps chirurgical, qui caractérise l'acte de chirurgie esthétique.

Ainsi un échec de cette chirurgie, pour un patient qui l'a subi, signifie qu'en fait il va être rattrapé par une mort solitaire, la mort de son désir ou la mort de ses forces de résistance au quotidien.

Et c'est vrai que toucher à son corps est dangereux. La chirurgie esthétique est destinée à ceux qui doutent et qui ont un complexe réel, fondé sur une base anatomique constatable par le chirurgien, donc absolument pas hypothétique ; pas de chirurgie esthétique réussie chez ceux qui n'ont pas simplement confiance en eux et qui pensent que l'amélioration du corps améliorera automatiquement leur état d'esprit.

C'est courir le risque d'opérations inutiles ratées, mal à propos ; ce risque est présent en permanence ; il faut s'en méfier.

Le chirurgien esthétique doit donc savoir dire non : Par la parole et le langage du corps, le message doit être en permanence un message de refus qui n'est tempéré que parce que l'on a la certitude que l'on pourra améliorer une situation physique et pas tant psychologique. La chirurgie esthétique ne doit pas être vécue comme une automutilation par chirurgien interposé.

Or nous vivons la période de la réalisation des grands mythes de l'humanité. Faust ne doit plus craindre Méphistophélès car celui-ci n'est plus diabolique, simplement un peu savant fou. Méphisto est plutôt, maintenant, un bon génie, celui qui peut aider à vivre. Narcisse montre que se voir tel qu'on est peut entrainer des réactions d'amour ou de haine et parfois même conduire à une pulsion de suicide. La conscience très aiguë de son apparence peut tuer aussi bien par la constatation de la laideur que de l'extrême beauté. Aussi la dimension psychologique ne doit pas être méconnue, nous ne devons pas être la nymphe Echo qui dit oui à toutes les demandes des patients.

Antinoüs et sa beauté androgyne pose le problème du transsexuel ; il démontre la permanence en tout cas de l'idéal de la grâce qui doit être accordée à chacun d'entre nous ; si ce n'est pas la nature qui l'a donné peut-être dans certains cas le chirurgien peut-il la recréer.

Marsyas peut jouer de la flûte de Pan sans entraîner la colère des Dieux. La flûte de Pan est le symbole des outils chirurgicaux et des capacités de la science, maintenant, c'est l'homme qui doit s'en servir ; la science n'est plus réservée à quelques Dieux obscurs que nous avons relégués au-delà de l'Olympe.

Dorian Gray rappelle la notion de culpabilité qui existe à se battre pour sa beauté permanente. C'est la peur du monstre qui est derrière. La peur du monstre c'est le raté chirurgical et il faut l'écarter. Il n'y a pas à culpabiliser, ce ne sont pas des méfaits qui maintiendront en beauté l'individu qui désirera se préserver de la lente dégradation du temps. L'acte chirurgical est tout sauf un crime de sang. Derrière le rideau, ce n'est pas le tableau vieillissant et chargé de tous les crimes que l'on trouvera mais au contraire l'image du passé que l'on ne veut plus connaître.

Enfin Pygmalion pose le problème difficile du créateur et de son œuvre nous avons vu que ses rapports pouvaient être, dans certains cas ambigus.

Mais tout n'est pas permis pour autant. La chirurgie esthétique qui modèle le corps et le visage, comporte un grand nombre de risques. Rajeunir le corps c'est surtout rajeunir l'esprit et par là entraîner la vraie lutte contre le vieillissement ou la décrépitude ; il faut pour cela que le chirurgien garde un grand professionnalisme, une éthique de l'esthétique et une esthétique de l'éthique. La consultation avec le chirurgien est donc déjà une opération. Son importance pour le futur patient est capitale.

Grâce à quoi l'opération se déroule sans problème dans la grande majorité des cas. Il faut à la chirurgie esthétique des rites et rituels qui le replongent dans une sorte de mythologie sacrée et secrète qui seule est garante de la qualité des gestes pratiqués.

Mais même avec les plus grandes précautions, statistiquement une complication reste à craindre et peut être possible. Que faire alors ? Nous avons longuement expliqué le chemin du combattant blessé et ce qu'il convient de faire, comment réagir pour ne pas rester seul face à ces problèmes. Méfiance quand même ! Mieux vaut prévenir que guérir.

La pub, le web, les médias sont des vecteurs de fausses informations mais sont aussi nécessaires pour une mise au courant rapide de ceux qui sont demandeurs d'actes chirurgicaux.

Des règles sont à édicter pour les journalistes et les chirurgiens, un code de déontologie. A nous d'y travailler et de forger une morale. Mais il est à craindre qu'elle soit toujours un peu en retard sur les événements. Alors reste un style et une esthétique de l'éthique que nous devons réinventer sans cesse pour que notre chirurgie esthétique garde une certaine noblesse.

C'est à ce prix que le corps à corps avec le vieillissement et la décrépitude pourra être gagné.

Que la passion du corps à forger de nos mains pour enrayer l'injustice des laideurs et des dégradations trouve son moteur et perpétue sa noblesse.

Nous envisagerons tous ces points dans les chapitres suivants.

Chapitre 10
RITES et RITUELS DE LA CHIRURGIE ESTHÉTIQUE

« Catalog of horrors, description of natural disasters »
« Catalogue des horreurs, description de désastres naturels »
JIM MORRISON

Opérer quelqu'un c'est désirer lui faire du bien au prix de nos doigts qui pénètrent dans sa chair.

Pour le chirurgien, il y a des risques à opérer un patient ! Piqûres (risque de SIDA°, blessures, insatisfactions, récriminations, procès… et j'en passe.

Perçu par le patient, c'est lui qui a l'impression de courir le maximum de risques ce qui est réel.

Or, si dans toutes les chirurgies dont le but est de traiter le « mal » (cancer, malformation), en chirurgie esthétique il s'agit seulement de faire « du mieux ! ». Donc, tout dépend de l'étude pré-opératoire, du plan établi, (les surprises opératoires ...) et de la qualité du suivi post-opératoire.

Pour qu'une opération soit réussie, un certain rituel est nécessaire qu'il faut respecter de façon à ce que l'opération puisse se dérouler normalement.

Ce rituel qui entoure l'intervention sert à ce qu'il n'y ait pas d'erreur, qu'il n'existe aucun temps mort, et que l'opération se déroule de la façon la plus harmonieuse possible.

1) DESCRIPTION D'UNE OPÉRATION IMMINENTE

- Un brancardier vient d'abord vous chercher dans votre chambre. On vous demande de vider votre vessie pour que l'opération puisse se passer dans les meilleures conditions possibles. Vérifiez que vous avez tous vos documents (photographies, radiographie, un petit mot que vous voudriez transmettre au chirurgien).

- Le brancardier vous emmène ensuite dans une salle où le chirurgien va venir vous dire bonjour. C'est le moment de discuter avec lui des photos qui ont été retouchées, de lui poser quelques dernières questions. Vous serez déjà un petit peu « ensuqué » si l'on vous aura fait ce que l'on appelle une « prémédication » : injections calmantes et anxiolytiques destinées à ce que le cœur batte moins vite, et que votre organisme ne fasse pas de choc anesthésique.

- une check liste de questions vous est posée avant toute action : comme avant un décollage, il s'agit d'une vérification de sécurité pour ne pas faire d'erreur de patient, ou de diagnostic, ou ne pas se tromper de côté ;

- le chirurgien fait des photos et des dessins pour bien visualiser son travail, et s'assurer que vous avez bien compris et accepté ce qu'il a l'intention de réaliser à votre profit. N'hésitez pas à intervenir si vous avez la moindre remarque à formuler, il n'est pas encore trop tard même pour tout arrêter si l'envie vous en prend subitement.

- La pré-anesthésie sera alors pratiquée. Un médecin ou une infirmière anesthésiste va vous piquer dans une veine pour faire passer un liquide et amorcer une sorte de bouteille, d'où coule un liquide vecteur dans votre sang.

C'est au travers de cette tubulure qu'un produit va être injecté ; il permettra à votre esprit de perdre tout doucement son contrôle sur le corps, confié à l'anesthésiste réanimateur pendant toute la durée de l'opération.

On vous conduit ensuite dans la salle d'opération.

Là sera placée une plaque au niveau de votre mollet ; elle sera collée et sera reliée au bistouri électrique. Des électrodes seront placées dans votre dos et au niveau de votre poitrine pour recueillir le rythme de votre cœur.

- L'anesthésie va commencer.

A l'aide de différents matériels, seringues, tube endotrachéal à usage unique l'anesthésiste va vous endormir. Ces anesthésies sont maintenant totalement au point ; vous ne vous en rendrez même pas compte, en tout cas vous ne garderez aucun souvenir de cette anesthésie, ni même de l'opération. Il est absolument exceptionnel que les patients puissent se souvenir de ce qui s'est passé au cours d'une opération ou qu'ils aient été anesthésiés assez faiblement pour pouvoir entendre, enregistrer et se souvenir ce qui est évidemment fort désagréable ! Ceci a pu se produire autrefois, mais les drogues modernes permettent pratiquement de garantir que cela est impossible.

- Le positionnement sur la table d'opération pourra alors être fait. Votre corps ayant été mis sous contrôle par l'anesthésiste, le chirurgien et la panseuse vont vous placer de telle façon que l'opération puisse se dérouler dans la meilleure position possible : couchée sur le dos, le ventre ou bien en position demi-assise, utile pour la chirurgie des seins.

- Le chirurgien s'habille alors, il va se vêtir de blouses jetables qui ne seront pas récupérées et enfiler de gants qui seront changés plusieurs fois en cours d'opération, et qui ne seront pas récupérables.

Vous imaginez combien une opération peut revenir cher à chaque fois ! Mais c'est la seule façon de garantir l'hygiène totale pour chaque patient et éviter des contaminations.

- Les champs opératoires sont alors collés tout autour de la surface qui servira de périmètre d'action pour le chirurgien, limitant ainsi une aire sacrée.

- L'opération va pouvoir se dérouler. Elle va durer de quelques minutes à plusieurs heures, jusqu'au moment où les derniers points où les dernières agrafes seront placées.

Un pansement sera alors appliqué.

- La réanimation per-opératoire sera continue pendant l'opération. Ne voyez pas l'opération seulement comme les mouvements du bistouri, entre l'aide et le chirurgien ; Il y a aussi toute la partie anesthésique qui vous échappe et qui est essentielle, parce qu'elle va permettre à votre organisme de supporter le choc opératoire et de continuer un sommeil stable et profond tout du long de l'intervention.

Pour ce faire, l'anesthésiste a maintenant à sa disposition un monitoring per- opératoire qui permet de surveiller le passage de l'oxygène dans les tissus, notamment au bout des doigts (oxymètre à effet doppler) ; il pourra étudier la composition des gaz qu'il vous envoie ou que vous expirez, vérifier votre tension artérielle tout du long de l'opération, votre fréquence respiratoire, et la courbe de votre électrocardiogramme. Des alertes électroniques résonnent dès qu'un paramètre approche d'un niveau limite.

D'autres paramètres seront éventuellement étudiés dans certains cas (gaz du sang etc.)

- Une fois l'opération terminée c'est la phase de réveil. Elle est capitale car elle va permettre à votre organisme de retrouver ses automatismes. L'anesthésiste aura placé en pilotage automatique l'ensemble des fonctions respiratoires de votre corps, alors que votre cerveau reste complètement embrumé.

La récupération douce à la conscience témoigne de la qualité du réveil anesthésique qui doit se faire simplement, sobrement, sans vomissement ni douleur ni souvenir de ce qui s'est passé.

- Vous serez conduit alors dans la salle de réveil ; celui-ci sera progressif. On vous enlèvera tous les tubes qui vous relient encore à une machine ; dès que votre corps aura repris ses automatismes respiratoires, le tube ou le masque laryngé sera enlevé.

- Lorsque l'équipe d'anesthésistes et de surveillances en salle de réveil aura estimé que vous ne risquez plus rien et que vous êtes parfaitement réveillé, on vous fera regagner votre chambre et on vous installera pour votre convalescence.

2)LES DIFFÉRENTS TYPES D'ANESTHÉSIE :

Nous avons décrit une anesthésie de type générale. Mais beaucoup d'autres types d'anesthésie sont ***possibles.***

1. Anesthésie locale pure.

Elle consiste à endormir juste la zone d'opération à l'aide d'une piqûre dans laquelle un produit sera injecté. Ce produit est le plus souvent de la Lidocaïne qui peut être adrénalinée. L'adrénaline est un produit pharmaceutique qui diminue le saignement. La concentration de l'adrénaline est de 1/1000. On peut diluer jusqu'à 10 fois une ampoule de Lidocaïne adrénalinée à 1/1000 et arriver quand même à une anesthésie satisfaisante.

Différents types d'anesthésies locales sont utilisables, mais le plus utilisé est la Lidocaïne adrénalinée diluée à 1 / 1000.

2. La neuroleptanalgésie.

Il s'agit d'une anesthésie combinant, par voie intraveineuse, une sorte de sommeil doux incomplet où vous n'aurez plus conscience du monde qui vous entoure et d'une anesthésie locale.

L'astuce de l'anesthésiste est d'approfondir l'inconscience juste au moment où le chirurgien pratique l'anesthésie locale puis il vous laisse revenir à vous en vous donnant une sorte de rêve éveillé ; vous ne sentirez même plus que le chirurgien opère. Cette anesthésie est extrêmement utilisée pour faire des opérations au niveau du visage : cicatrices, lifting, paupières etc. ...

C'est une anesthésie remarquable car elle est peu risquée à condition que les anesthésistes qui la pratiquent soient compétents et expérimentés.

3. Les anesthésies de type tronculaire.

Il s'agit d'anesthésie où l'on va piquer autour des nerfs qui commandent la sensibilité d'une région. Par exemple, on va piquer au niveau de l'aisselle pour endormir la main ou l'avant-bras.

Ce sont des anesthésies qui sont assez difficiles à réaliser mais qui sont faites de façon routinière dès qu'il s'agit d'opérer au niveau de la main ; replanter un doigt, ou faire une opération du canal carpien ou d'une maladie de Dupuytren par exemple.

4. L'anesthésie péridurale.

Elle consiste à endormir par piqûre entre les vertèbres, la moitié inférieure du corps. C'est l'anesthésie qui est le plus souvent pratiquée au moment de l'accouchement.

Son intérêt est que l'on associe une anesthésie complète de la moitié inférieure du corps au-dessous du nombril avec un grand relâchement musculaire. Néanmoins, c'est une anesthésie qui n'est pas facile à pratiquer ; il y a un petit risque d'infection au niveau des gaines qui entourent la moelle épinière, qui peut entraîner une méningite. L'espace entre les gaines où le liquide est injecté n'est pas facile à trouver, surtout quand il existe une malformation ou une arthrose vertébrale.

C'est pourquoi cette anesthésie ne sera utilisée que quand on ne pourra pas s'en passer. Elle a l'avantage d'éviter l'anesthésie générale.

5. Les anesthésies locales intra-veineuses

Elles sont utilisées essentiellement dans la petite chirurgie des membres.

Il s'agit d'anesthésies où l'on va piquer dans les veines en mettant un garrot ce qui va permettre à toute une partie de l'extrémité d'un membre d'être endormie. Ce type d'anesthésie est possible pour le bout des doigts de la main ou du pied. Elle n'est pas utilisable en cas d'infection, par exemple quand il s'agit d'un panaris. En effet, on risque de disséminer l'infection à tout l'organisme en piquant au travers de tissus où les microbes peuvent stagner.

6.L'anesthésie générale repose sur l'utilisation de respirateurs sophistiqués

La sécurité maximale impose que cela soit une machine qui prenne le relais de l'anesthésiste pour vous maintenir endormi et surveiller en permanence vos constantes: oxymétrie c'est-à-dire mesure de l'oxygène qui passe dans les petits vaisseaux sous la peau, électrocardiogramme permanent pour surveiller la fonction cardiaque, et mesure d'un grand nombre de paramètres reliés à une alarme automatique point l'anesthésiste qui est responsable de votre anesthésie reste à côté de la machine surveille que tout va bien et éventuellement intervient si laisser nécessaire pour pallier à un problème.

La gravité de l'anesthésie générale tient à ce qu'il faut insérer un tube dans la trachée ou un masque laryngé, ce qui est plus simple : grâce à ce système une insufflation de gaz divers, parfois provenant d'un mélange d'oxygène et d'azote, ou des gaz plus spécifiques qui ont un pouvoir anesthésiant.

Il peut être indispensable dans certains cas, notamment si on doit détendre les muscles du ventre ou du thorax, de recourir à une anesthésie plus dangereuse et profonde en utilisant du Curare, ou ses dérivés, qui sont une drogue extrêmement redoutable, qui paralyse les muscles et les détend, un vrai poison ! Mais très utile s'il faut ouvrir le ventre et le refermer à cause de la tension rebelle des muscles abdominaux ; Il existe par ailleurs des allergies au curare qu'il faut dépister avant tout opération.

Les opérations contemporaines en chirurgie esthétique sont rarement pratiquées avec l'utilisation du Curare ou de ses dérivés car les anesthésistes s'en méfient énormément, et préfèrent s'en passer.

7)L'hypnose

Elle est pratiquée par un certain nombre d'anesthésistes entraînés ou de chirurgiens en association avec une anesthésie locale; mais il faut que les patients soient réceptifs, ce qui n'est pas évident et n'est pas donné à tout un chacun; de plus la pratique de l'hypnose impose un temps relativement important avant de commencer l'opération, afin de mettre le patient en condition de pouvoir accepter les suggestions hypnotisantes : celles-ci permettant de se détendre et de ne pas enregistrer les douleurs opératoires, ainsi que de ne pas souffrir pendant le déroulement de l'intervention.

C'est une méthode formidable car elle évite toute injection de drogues dures ou potentiellement dangereuses.

De toute évidence l'hypnose ne peut être pratiquée que pour des opérations légères rapides et faciles ce qui en limite évidemment l'intérêt dans la pratique quotidienne d'un chirurgien.

3)LES OUTILS DU CHIRURGIEN

Pour faire des opérations le chirurgien va utiliser un grand nombre d'instruments. Chacun porte un nom, parce que chaque chirurgien a essayé de mettre au point son propre outil.

Ainsi il y aura des pinces, des bistouris avec des lames, des écarteurs des rugines, des crochets brefs tout une gamme incroyable d'instruments divers et personnalisés.

A cette gamme d'instruments métalliques, il convient d'ajouter un certain nombre d'instruments plus modernes qui sont un peu moins connus du public.

Par exemple, le bistouri à coagulation permet grâce à un courant électrique de bloquer le saignement en cautérisant finement les extrémités vasculaires. Dans certains cas, cette coagulation est dite bipolaire parce qu'elle est très fine et qu'elle se fait entre les deux mors de la pince. Le plus souvent, la coagulation est plus violente, plus brutale car les vaisseaux sont trop gros pour pouvoir être coagulés aisément entre les deux mors d'une pince bipolaire. Une plaque conductrice apposée sur le mollet permet de vous rendre « conducteur » du courant ; gare aux courts circuits ou aux brûlures électriques si la plaque est mal posée, décollée, ou baignant dans un liquide ! C'est le rôle de la panseuse (ou infirmières de salle d'opération) de veiller à ce que rien de tel ne se produise par une méticuleuse vérification préopératoire.

Les coagulateurs doivent être très reliés à la terre, car sinon ils peuvent provoquer des brûlures électriques. C'est pourquoi la plaque qui vous est mise doit adhérer parfaitement sur une zone glabre de votre corps ; elle sera placée avant que vous ne soyez endormi.

D'autres instruments divers peuvent être utilisés. Le laser a un intérêt assez faible en chirurgie esthétique. Il peut servir essentiellement à coaguler les angiomes de la peau ; parfois quand il est au CO2 il peut servir à couper, mais la manœuvre est assez longue et on n'a pas encore de lasers chirurgicaux très efficaces.

Les compresses sont en tissu et visent à éponger le sang qui peut s'écouler. La majorité des instruments, dont nous disposons, restent à base de métal ou de plastique très dur. Un fil radio opaque inclus dans la compresse permet de vérifier par radiographie, afin d'éviter un oubli intempestif per-opératoire, le contenu d'un champ opératoire refermé.

Il faut mentionner un certain nombre d'instruments plus modernes.

D'une part, les aspirateurs pour pratiquer les liposuccions dont les canules sont maintenant extrêmement fines ; elles sont reliées à des aspirateurs chirurgicaux très puissants.

D'autre part, la liposuccion aux ultrasons commence petit à petit à s'affirmer. Mais pour le moment, au jour où nous écrivons, elle n'est pas encore totalement adoptée. Elle permet de faire éclater les cellules graisseuses grâce aux effets des ultrasons et aide à aspirer plus facilement les graisses dures. Mais elle n'est pas à proprement parler un progrès décisif dans la qualité du résultat obtenu.

La chirurgie par endoscopie commence à balbutier en chirurgie esthétique. Nous même l'avons introduite au niveau du nez. Elle permet grâce à une sonde très fine qui conduit une image reliée à des fibres optiques de pouvoir agrandir de façon considérable des régions jusqu'à présent mal visibles et de travailler ainsi sur un écran de télévision avec une très grande précision : mais il y a plus de difficultés puisque le chirurgien ne voit plus directement les extrémités de ses doigts, et doit se guider sur l'écran de télévision pour effectuer ses mouvements délicats.

4)LE PERSONNEL DANS UNE SALLE D'OPERATION

Il y a beaucoup de monde dans une salle d'opération.

A part le chirurgien et son aide opératoire qui peut être un médecin, un étudiant ou un instrumentiste spécifiquement formé à cela, il y a l'anesthésiste parfois assisté par une infirmière anesthésiste.

Par ailleurs, il y a des panseuses qui vont circuler de façon à présenter les différents instruments, fils de suture, compresses, sérum physiologique, etc. Elles vont être indispensables tout du long de l'opération.

Enfin des aides-soignants brancardiers viendront pour faire le ménage, ou donner un coup de main pour positionner le patient sur la table d'opération où lorsque l'opération sera terminée pour débarrasser la salle d'opération.

L'ensemble fait qu'il y a eu général 6 à 8 personnes présentes en salle d'opération ; rares sont les moments où le patient est tout seul relié à son tube et à son respirateur ! Heureusement d'ailleurs, car nul n'aimerait être totalement asservi à un pilote automatique sans présence humaine effective...

5)L'acte chirurgical a besoin de rituels.

L'apprentissage de l'acte chirurgical conditionne grandement la qualité du geste. Il faut 10 ans pour assimiler parfaitement chaque geste opératoire et savoir les enchaîner. Un peu comme un chef d'orchestre qui connaîtrait par cœur une symphonie de Beethoven ! On peut alors distinguer deux types d'opérations :

a) Lorsqu'une opération se déroule bien, selon les règles, cela veut dire qu'il n'y a pas de problème : tout s'enchaîne ; l'opération sera pratiquée en fonction de la rapidité du chirurgien et selon des horaires prévisibles, connus.

b) Il existe une surprise opératoire.

On se trouve dans une situation déviante. Le chirurgien devra réagir vite et d'une façon parfaitement maîtrisée pour se retrouver en terrain connu. L'expérience est essentielle. C'est un peu la même chose que pour un pilote, lorsqu'il est sur pilotage automatique lorsqu'il n'y a pas de problème ; mais s'il y a un gag qui se produit, il faut reprendre le pilotage manuel et réagir au quart de tour.

Parfois il est même nécessaire d'innover ce qui explique qu'il faut une grande fraîcheur physique et intellectuelle ; l'esprit du chirurgien reste toujours en éveil, c'est un métier où l'on ne doit pas vieillir mentalement.

Ainsi les rites et le rituel de la chirurgie esthétique sont une condition de sécurité de l'acte opératoire.

Opérer est bien différent d'un acte de dermatologie à visée cosmétique ou de l'acte pratiqué dans un institut de beauté.

Il est difficile, d'ailleurs, de créer les mêmes conditions de sécurité dans un appartement bourgeois.

Il faut être opéré dans une structure où toute la sécurité a été organisée comme dans une clinique ou un hôpital.

Il faut dire que certains chirurgiens ont construit des structures de type chirurgie ambulatoire, avec des lits de repos, qui sont particulièrement performants et parfois plus que ce que l'on trouve dans une clinique voire même dans un hôpital.

En tout cas un acte opératoire n'est jamais stéréotypé. Toujours différent en fonction de chaque cas particulier, il permet grâce au rituel des gestes de conduire le patient en sécurité jusqu'à l'atterrissage dans le nouveau paysage de l'être.

Mais une opération bien conduite, bien faite n'est pas à elle seule garantie du succès. Il y a des patients qui refusent alors que tout devrait les porter à être heureux. Quel est ce grain de sable, cet infime écueil qui leur rend leur propre image insupportable alors que le sens commun les rend plus beaux, admirablement plus beaux ? Est-ce parce qu'une parcelle de culpabilité leur rend inacceptable le nouveau tableau ? Est-ce la perception d'une sourde culpabilité émanant du péché d'avoir subi et accepté une chirurgie esthétique ? Comme dans le roman d'Oscar Wilde, l'épilogue peut ne pas être heureux…

Chapitre 11
LE PORTRAIT DE DORIAN GRAY

« The voyeur is masturbator, the mirrors his badge »
« Le voyeur est un masturbateur, le miroir est son outil »
JIM MORRISON

Le roman d'Oscar Wilde introduit, avec une puissance d'évocation incroyable, le thème de la déchéance de l'apparence physique et le refus du vieillissement ;

Honte aux vieux visages, ou au corps déglingué. Affaissement des traits, perte de la libido à un certain âge font que l'individu qui prend de l'âge, parfois très rapidement pour des raisons génétiques, devient très vite le vieux du groupe, celui que l'on doit écarter, ou à tout le moins éviter.

Cruels sont les quolibets des enfants autour des mamies qui arborent faux plis et fanons ;

Déchirante est la souffrance des femmes pendant la ménopause: les changements incontrôlables de leur corps entraînent bien des désagréments au quotidien; suées, énervements, incertitude sur la survenue des règles ou leur arrêt, dessèchement de la peau et des muqueuses, prise de poids subite, provoquent un ensemble de nuages qui obscurcissent les perspectives jour après jour; bien que la science tente de combattre ces décrépitudes, notamment par la prescription d'hormones adaptées dont on sait maintenant qu'elles ne sont pas cancérigènes, il est patent de constater à quel point la perte de la jeunesse et de l'apparence physique est vécue comme une progressive -et parfois soudaine-entrée dans la mort.

Ces vieux messieurs en andropause, à gros ventre et chauves, qui passent sur les plages en regardant sans espoir les jeunes filles sortir des bains de mer, reçoivent des regards narquois et sont relégués sournoisement aux oubliettes de la séduction.

Dans le travail, tout homme mûrissant est déjà Papy près de la retraite. Il représente l'image d'un conservateur ou de quelqu'un qui n'est pas capable d'évoluer ou.de changer d'idée suffisamment vite. Ailleurs, la maladie d'Alzheimer est une charge supplémentaire montrant que des vieillards écervelés deviennent des fous oublieux et se rapprochent du monde de la mort, d'un monde hideux et atroce ressemblant au monde de Hyeronimus Bosch.

En fait, cette idée du vieillissement dévastateur est toute relative ; chez certains sportifs on considère que 25 ans est déjà la période de la fin des performances ; des jeunes filles de 14 / 15 ans sont au sommet des records !

C'est dire à quel point la vieillesse est vécue comme une sournoise mort affichée sur le vivant, comme un placard publicitaire déchiqueté qui montre que les abîmes sont parmi nous et les abimés aussi. Et pourtant cette population de 4è âge ne cesse d'augmenter avec ses nécessités de soins et de maintenance malgré les handicaps accumulés.

Dorian Gray, le mythe de l'éternelle jeunesse

Dorian Gray est un séduisant jeune homme qui a un ami peintre. Ont-ils des relations particulières ? On peut, peut-être, l'imaginer mais ce n'est guère explicite.

Après quelques péripéties annexes, Dorian Gray tue le peintre qui a fait son portrait.

Il le tue pour des raisons assez obscures, beaucoup d'auteurs et de critiques ont glosé sur la raison pour laquelle il le tue ; mais à la limite peu importe. Ce qui se passe, c'est qu'après cette mort, chaque fois que Dorian Gray vieillit ou qu'il pratique une exaction, c'est le portrait qui vieillit dans un cabinet où personne ne peut rentrer. Le portrait est le seul témoin des actes avilissants que Dorian commet. Ce portrait reflète son image monstrueuse ; alors que lui-même reste jeune et séduisant vis à vis du monde extérieur : riche, dandy, séducteur à peine impliqué dans des romances sentimentales fleurant la crinoline et la danseuse.

A la fin, la supercherie éclate. On se rend compte que Dorian Gray a vendu son âme aux forces du mal et qu'il est donc condamné à un mort atroce : un suicide par tableau interposé.

Le texte est donc sublime. Mais tout n'a pas une importance égale. Pourquoi cette insistance sur le visage, sur le portrait où seul le visage est signifiant ?

En fait, parce que le visage est une partie de notre corps qu'on ne voit pas soi-même ; c'est la part finalement la plus cachée de soi, pour laquelle il faut le biais d'un miroir pour se voir, alors que l'on peut examiner son bras, ses jambes, son ventre ; tout est presque possible dans la vision directe du corps sauf celui du visage et du dos.

Ainsi, le visage inquiet a un caractère divin s'il ne change pas, c'est que le temps nous préserve.

Pourquoi dans l'histoire de Dorian Gray est-ce le visage inchangé qui exprime les forces du mal ?

C'est cela qui a créé la force du mythe : ne pas vieillir, c'est une honte, c'est un trucage, il doit y avoir une malfaisance là-dessous.

La vieillesse, c'est la mort annoncée.

Les vieux sages étaient des gens admis dans la société, mais pas les vieux cons. Se battre en essayant de cultiver son corps, son esprit, essayer de progresser au bout d'un long moment de vécu paraît complètement ridicule ; il y a un âge pour cela. On rit du vieux papy qu'on voit courir tous les matins pour faire son jogging. Et puis, il faut bien des vieillards dans la société ; mais qui dit vieillard dit conservateurs, polit-bureau, état des soviets complètement laminé par des vieillards cacochymes, ou bien la Chine de Mao où dominent des êtres si vieux que leurs réformes deviennent stupéfiantes quand ils en proposent une.

Le vieillard c'est l'incarnation du refus du risque, le refus du changement. Ce conservatisme animal va de pair avec l'accumulation de la graisse dans le corps, sur les fesses, dans les plis, dans les neurones qui sont lardés eux-aussi, et qui ont du mal à se connecter et raisonner.

La démarche devient pesante. La terre va avaler petit à petit le vieillard qui se tasse et dont la colonne vertébrale s'affaisse. A l'inverse, certains vieux vont vers la dessication, des êtres filiformes à la silhouette incurvée, un visage si creux que leur tête de mort est à peine entourée d'une peau craquelée ; mais leur autorité morale, leur expérience sont infinies ; ils veulent autant que les obèses maintenir leur pouvoir, leur main crochetant les destins de leurs sujets ;

Que penser de tous ces vieux maîtres qui gardent dans l'imagerie populaire une présence quasi divine ? Nos politiques au sommet ? On les met là parce que c'est là qu'ils dérangent le moins. Ce n'est pas eux qui en réalité exercent le pouvoir, ce sont des prêtres plus jeunes ou leurs prêtresses, les technocrates habiles qui naviguent entre deux impossibilités, deux systèmes contradictoires.

Ainsi les vieux sont les forces annonciatrices du destin ; alors que la jeunesse a la force triomphante de la vie et de la beauté.

En fait, cette idéologie revêt en elle-même quelque part un côté obscur, terrible, malfaisant ; c'est une philosophie d'exclusion qui présente des relents abominables, car on donne une valeur à la simple l'apparence.

Si on examine les photos des prix Nobel contemporains combien d'entre-deux peuvent être considérés comme beaux ou jeunes ? Est-ce vraiment là le problème ?

La bataille pour rester jeune

Une des conséquences de cette conception terrifiante c'est que vouloir rester jeune porte aussi une part de culpabilité.

L'industrie des cosmétiques, la chirurgie esthétique, les vêtements, les massages, la thalassothérapie etc…représentent des tentatives de maintenir à tout prix la jeunesse, en lui conférant un caractère agréable, relaxant, adoucissant ; pour le populaire, plein de bon sens, ces pratiques ont en elles-mêmes quelque chose d'avilissant, sinon de coupable. Pourtant la portée économique de ce secteur ne cesse d'augmenter, témoignant d'un combat qui ne cesse de s'expandre dans une société en mal du paraître.

Aimer trop la jeunesse apparaît coupable en amour, quand l'écart des âges des partenaires est disproportionné ; c'est presque honteux, quand il y plus de 10 ans d'écart entre les deux amants ; que dire alors d'un papy de 70 ans qui aime une jeune fille, qui a 30 ans de moins que lui, ou l'inverse ? ou d'une femme qui prend un amant de 10 ans son junior ? Ces situations deviennent assez fréquentes, et parsèment romans, nouvelles, films ou séries télévisées.

Tout le monde pense que ces couples ne tiendront jamais lorsqu'il y a une grande différence d'âge ; il devient inacceptable pour la société que ce couple réussisse parce que cela dérange. En fait, il peut y avoir une passion entre des êtres d'âge particulièrement différent…

D'ailleurs, on parle de plus en plus d'asexualité, de déni de consommer l'acte sexuel, d'une dénatalité en France dans une part établie de la population non immigrée. Les relations dites amoureuses demeurent platoniques ; du coup la différence d'âge n'est plus un marqueur significatif de l'échange intersexuel.

Les surdoués trop jeunes sont réputés perdre tout leur talent au bout d'un certain moment. Trop doué trop tôt, il devra le payer tôt ou tard ...

Jeunes, ils vont s'intéresser au Jazz, à la musique informelle, à Steve Reich et sa musique répétitive, au théâtre off, aux arts « mineurs » ; la pornographie de collection, le fétichisme, le sadomasochisme, tout cela est réservé aux vieux en déroute ; déviances, goûts obscènes et sophistiqués inquiétants chez un jeune, signe de folie, mais acceptées chez les vieux schnoques. Alors dans ce grand méli-mélo d'incertitude, pourquoi Dorian Gray est-il devenu un mythe ? Parce qu'il était trop beau trop longtemps pour être vrai.

Homosexualité de Dorian Gray ?

Le mythe de Dorian Gray est plus proche de nous, parce que c'est un combat contre l'obscurantisme : dans le sens où ce portrait qui est caché, témoigne de la faute de la société qui aurait dû pénétrer dans l'univers d'Oscar Wilde, son auteur, le découvrir et l'absoudre de son homosexualité plutôt que de l'emprisonner. Le combat était difficile à l'époque, car l'auteur fut un homosexuel dissimulé en Angleterre la prude de l'époque Victorienne ; être homosexuel, (donc plus coupable encore d'amour de le jeunesse) était quelque chose de mortellement secret ; Oscar Wilde ne pouvait l'avouer que par une parabole mortellement dangereuse.

Parallèlement le début du féminisme gay a été un combat qui n'a pas été accepté au départ et qui reste encore très mal compris ; qu'ont donc les femmes à gagner par une conquête qui de toute façon débouche sur la vieillesse solitaire, après une terrible guerre des sexes ?

Le mythe de Dorian Gray nous expose que le droit de la personne, même vile, reste entier ; il faut refuser la peine de mort sociale parce que celle-ci condamne sans appel un être humain qui peut garder une chance, même minime, de rédemption en lui ; parce que tous, quand nous lisons l'histoire de Dorian Gray, nous espérons qu'il reste quelque chose de bon en Dorian (ce qui n'est pas le cas dans l'esprit de son auteur).

Il existe un droit au risque, un refus de l'emblématique, du conformisme ; on culpabilise à nouveau quand l'amour charnel, déviant, se manifeste trop brûlant.

En fait, les vieux démons, racisme, exclusion, ressurgissent ; les guerres actuelles en 2024 témoignent de la fureur des politiciens obtus et des tyrans, protégés dans une société à leur botte politiquement.

Insurgeons-nous ! Non pas le mépris de la maladie mais vers une tolérance, un risque calculé. Le triomphe du désir sur la peur, voilà ce que nous enseigne le combat de Dorian Gray contre l'avilissement de sa propre image, avilissement qu'il tient caché et que la société finira par découvrir au prix de son suicide.

Mais il n'est pas simple de rester vieux et laid. Surtout de nos jours quand on sait qu'une renaissance est possible par la route chirurgicale ou médicale. Il n'est pas simple non plus de se lancer vers la chirurgie esthétique. Premier écueil, qui aller voir, comment le choisir ? Comment affronter son regard ? Et le prix matériel de tout cela, qui est loin d'être négligeable !

Prenons l'exemple le plus terrible, le plus déshumanisant : une consultation de chirurgie esthétique en milieu public à l'hôpital. Non pas la consultation de luxe avec un chirurgien élégant et bourgeois, poli comme ses fauteuils regency. Mais la consultation sur les banquettes de skaï de l'assistance publique. Nous analyserons cela dans le prochain chapitre ;

Poème sur Dorian Gray par chat GPT

Dorian Gray et la chirurgie esthétique

Il voulait rester jeune et beau

Sans jamais vieillir ni se faner

Il vendit son âme au diable

Pour que son portrait prenne sa place

Il se livra à tous les plaisirs

Sans se soucier des conséquences

Il changea son visage à sa guise

Par des opérations incessantes

Mais un jour il vit son tableau
Et il fut saisi d'horreur
Son image était devenue un monstre
Le reflet de son cœur corrompu

Il prit un couteau et le frappa
Espérant ainsi se libérer
Mais il ne fit que se tuer
Et son corps reprit son vrai état

Chapitre 12
UNE CONSULTATION COMPORTEMENTALISTE

« More of your miracles, more of your magic arms »
« Davantage de vos miracles, davantage de vos bras magiques »
JIM MORRISON

Voici le grand jour ! C'est le jour de la consultation à l'hôpital public en chirurgie esthétique d'une jeune patiente qui espère que tous ses espoirs vont être réalisés, où toutes les illusions seront permises ...

Elle s'approche avec une certaine appréhension. Elle descend la rampe, entre dans la salle d'attente. Surprise, la salle d'attente est bondée. Elle doit aller prendre un ticket et on lui explique qu'il faut d'abord qu'elle aille à la caisse avant de voir le chirurgien. Il n'y a qu'à l'hôpital où l'on paye une consultation avant d'avoir consulté ! Cela la met déjà en rogne.

Après avoir fait sa demi-heure d'attente à la caisse, expliqué qu'elle n'avait pas tous ses papiers, recherché une carte vitale toujours coincée entre deux vieux documents, et finalement payé ce qu'elle avait à payer, elle revient dans la salle d'attente.

Les gens se dévisagent les uns les autres. Il y a là les brûlés, les blessés, les abimés, quelques femmes élégantes et d'autres personnes dont on se demande ce qu'elles font là.

Chacun se dévisage, et puis finalement on se plonge dans une revue que l'on a du mal à lire tant on est préoccupé par les questions que l'on voudrait poser.

Enfin c'est son tour, une jeune femme l'appelle, la fait rentrer dans une sorte de sas où on lui demande si c'est pour le visage ou pour le corps.

« C'est pour les deux mon capitaine » dit-elle. « Alors il faut vous déshabiller ».

Le box est si petit que l'on se cogne partout, il n'y a même pas la place d'enlever sa jupe, la tête en prend un coup quand il faut enlever le soutien-gorge. Après tous ces avatars, une sorte de robe de chambre en papier vert lui est passée ; la porte s'ouvre enfin.

Elle pense se retrouver dans un cabinet agréable où elle verra le chirurgien, seule et pourra lui poser les questions qu'elle désire.

Que nenni.

Il y a 8 personnes qui toutes avec curiosité la dévisagent, pendant qu'elle s'avance vers un fauteuil qui lui est désigné. C'est le début du choc.

Comment parler ! La gorge est serrée. On voudrait être seule. On voudrait s'enfuir ! Que c'est mal fichu ces consultations hospitalières ! Et pourtant, c'est le seul moyen d'organiser correctement et de mettre à la disposition des patientes non pas une compétence mais plusieurs qui pourront toutes ensemble répondre à votre problème.

Consulter en chirurgie esthétique, c'est déjà subir une opération.

En effet, le premier coup d'œil du chirurgien sur la patiente est déterminant, mais la première impression de la patiente sur le chirurgien est décisive : établir une relation, installer le plaisir qu'elle aura à le revoir. Il s'agit ainsi d'une évaluation réciproque ; Elle est destinée à établir la confiance du patient dans le chirurgien mais aussi, ce qui est moins connu, la confiance du chirurgien dans le patient ; En effet, le patient va s'embarquer dans un voyage où le chirurgien sera le pilote, mais faut-il encore que le passager ne s'affole pas.

C'est pourquoi la base de cette consultation est un dialogue informatif qui doit circuler dans les deux sens. Un transfert à double sens en quelque sorte.

Le patient va exprimer son désir d'intervention, ce qu'il en attend, ce qu'il en redoute.

Le chirurgien va proposer des solutions. Il devra évoquer les complications, les techniques qu'il va utiliser. Ce qui fait que finalement, l'un et l'autre ne vont pas forcément s'entendre. L'essentiel est déjà qu'ils s'écoutent. A la fin de cette consultation il n'y aura pas de contrat au sens propre, mais il s'agira d'établir un projet avec le maximum de sécurité opératoire.

1. La consultation normale.

Le patient se déshabille, il entre, souvent il est surpris de voir un aréopage autour du chirurgien. Une photographe, une psychologue, une infirmière, une secrétaire, parfois une étudiante ou un étudiant, un médecin plus âgé ou une assistante sociale ; bref cela ressemble plus à un tribunal qu'à une consultation ; mais il faut bien voir qu'à l'hôpital, il est nécessaire de mettre à la disposition du patient le maximum de compétences : c'est ce qu'on appelle une consultation pluridisciplinaire.

Le ou la patiente va avoir à exprimer son problème. Elle le fera plus ou moins gêné ; il faudra la prévenir qu'il y aura plusieurs personnes pour l'accueillir. Après, l'examen clinique permettra au chirurgien de déterminer quels sont les différents paramètres physiques qui entrent en ligne de compte. Il devra regarder, palper, mesurer, peser, et faire éventuellement des photographies d'étude. A l'issue de cette consultation, le dialogue peut s'amorcer de façon à ce qu'une décision opératoire soit prise.

2. Une consultation avec frustrations

Certains patients sont très irrités dès le départ de l'entretien. Ils refusent de remplir les fiches qu'on leur tend où sont demandés un certain nombre de renseignements qu'ils jugent non ciblés ou trop confidentiels. Ils refusent de se déshabiller entièrement, par pudeur. Ils entrent et disent au chirurgien « dites-moi vous même ce qui ne va pas chez moi ? ».

Ailleurs, ils parlent d'un petit problème au niveau de leurs pieds et puis ce n'est qu'en fin de consultation qu'ils mentionnent qu'ils voudraient un lifting ou une opération du nez ou du visage, quand ce n'est pas sur le corps entier. Certains patients refusent d'écouter les explications techniques et ne font que répéter tel un disque rayé leurs problèmes qui reviennent sans cesse, sans qu'aucune explication ne puisse être par eux vraiment entendue ou comprise. Ces patients extrêmement répétitifs dans leur discours sont à la fois incapables de supporter une opération et incapables d'accepter que la consultation soit abrégée par le chirurgien, qui au bout d'un moment se rend compte de la “surdité" de ces patients à leur encontre; ces patients se vengeront en donnant une très mauvaise appréciation sur le chirurgien en dénonçant leur frustrations sur les réseaux sociaux et dans les commentaires des fiches google- qui transforment le chirurgien en vendeur de “pizzas”...jugés sur des détails plutôt sans importance réelle plutôt que sur leur vraie valeur d'artisans manuels ;

3. Les complications post-opératoires.

Certains patients redoutent et peuvent présenter des complications, quelle que soit la qualité du chirurgien en cause. A leur consultation post opératoire, parfois en urgence, ils sont pris à la gorge par leur angoisse, ou heureusement dans beaucoup de cas, simplement confus de ne pas évoluer favorablement ;

Ils entrent très fermés, avec beaucoup d'agressivité, car non seulement ils devront exprimer leur colère par l'incompréhension de ce qu'il leur est arrivé, mais espèrent outre les explications, une réparation rapide de leur problème : il faudra tout le talent psychologique du chirurgien pour dédramatiser la situation. Ces patients ont oublié qu'il n'y a pas d'acte opératoire sans complication potentielle. Certes c'est au chirurgien de savoir les assumer, les rassurer, et les prendre en charge jusqu'à la consolidation de leur guérison.

Et la réparation ne saurait être immédiate : il faut du temps pour que les tissus s'assouplissent à nouveau et autorisent un nouvel acte chirurgical réparateur, que nous appelons le RETOUCHE ; le concept de retouche fait partie intégrante de notre métier, nous devons toujours l'évoquer au cours de la première consultation.

4. Les dysmorphophobies

Il s'agit de patients qui sont en général bien proportionnés, même relativement beaux et qui sont totalement obsédés par des détails de leur anatomie, qu'ils n'acceptent pas. Des Antinoüs insatisfaits alors que tout le monde les envie, à leur insu.

Petit bout saillant du nez, petite asymétrie des paupières, problème au niveau des sillons autour de la bouche, bref une pathologie tout à fait mineure mais qui les obsède totalement.

Ces patients sont en général non psychiatriques ; les psychologues ou les psychiatres, au bout d'un moment, les envoient au chirurgien car ils ne savent pas comment s'en dépêtrer et ne peuvent nier un défaut objectif parfois minime voire invisible. Les considérer comme porteurs de TOC n'est pas satisfaisant, aucun médicament ne cible cette condition psychique désarmante ;

C'est finalement au chirurgien de juger s'il existe un problème réel qui peut être amélioré, (ce qui est rarement le cas) ou s'il faut toujours dire non ; Mais comment le dire, et comment le faire accepter ? D'autant que ces patients iront consulter d'autres chirurgiens, au risque de se faire opérer sans jamais s'avouer satisfaits. Ils n'auront alors de cesse que de réclamer une nouvelle opération, une retouche ou un autre geste complémentaire. L'irritation que leur insatisfaction injustifiée provoque chez leurs proches et chez leur chirurgien conduit à des situations conflictuelles parfois dramatiques et violentes. Parfois un petit geste médical d'injection ou une minime intervention peut les contenter et les stabiliser un certain temps ; le risque est de déclencher un délire paranoïaque qui peut aboutir à une agression physique violente : chaque année, il y a au moins un chirurgien esthétique tué ou blessé par un patient revendicateur, insatisfait et qui se venge.

5. Les patients déprimés chroniques

Un patient déprimé est un très mauvais candidat chirurgical, évidemment.

Ce sont des patients qui rentrent la tête basse. Parfois, camouflant cette dépression derrière des petits rires paradoxaux, ou des sanglots qui se dévoilent rapidement signant une forme de catharsis providentielle, ou une agitation confuse.

En fait, il faudra beaucoup de bon sens et de finesse au chirurgien pour déterminer s'il n'y a pas une dépression sous-jacente. C'est alors le rôle de la psychologue de les prendre en charge ; en tout cas une opération en période de dépression est formellement contre-indiquée. Tous les actes apparaîtront comme inadaptés, ou ratés, ou non satisfaisants ; les problèmes seront augmentés par l'opération, aucune explication ne pourra venir donner un peu de bonheur dans cette parodie d'existence.

6. Les paranoïaques.

Il s'agit de patients qui peuvent être extrêmement agressifs, victimes en réalité d'une névrose grave. Ils sont menaçants, pervers dans leur démonstration de victime ; Ils sont très difficiles à évacuer ! Bruyants, insistants, dérangeants, ils peuvent tuer. Ils s'accrochent au chirurgien ou à un acte opératoire réclamé comme un dû ; ce n'est que par un refus très net et autoritaire que l'on pourra couper court à leur exigence qui par la suite peut se retourner contre l'équipe soignante.

Ils peuvent devenir harcelants, parfois même physiquement agressifs. C'est pourquoi il faudra les débusquer rapidement ; malheureusement ce n'est pas toujours très facile. En tout cas, il faut éviter de rentrer dans leur jeu dialectique malsain, le recours au psychiatre est indispensable. Mais il est très difficile de déceler la couleur paranoïaque à la première consultation de chirurgie ; Ces patients au début sont charmeurs, dévoilant des compliments envers le chirurgien, lui affirmant qu'il est le meilleur sur le web, qu'ils l'ont choisi avec soin ; c'est leur façon de nous assujettir, de créer un lien qu'ils veulent indéfectible car nous devenons leur objet qu'ils manipulent en fonction de leur pathologie.

7. La consultation préopératoire immédiate.

Compte tenu de toutes les difficultés de ces consultations, on comprendra qu'il est nécessaire que les patients soient revus peu de temps avant leur intervention, ne serait-ce que pour établir que leur situation n'a pas changé ni au niveau du physique ni au niveau du mental. Il s'agit d'une consultation très rapide où l'évaluation est purement subjective et où l'on répond à quelques questions techniques et quelques préoccupations matérielles. Un transfert réciproque a dû s'établir préalablement, afin que le moral du patient soit à la hauteur, et que le chirurgien s'assure que tous les feux sont au vert.

POURQUOI UNE CONSULTATION EST ELLE MAL VÉCUE ?

Plusieurs facteurs peuvent concourir à l'échec de la consultation avec le chirurgien.

1. Il est très violent de se trouver nu devant un groupe d'accueil fait de plusieurs personnes. Le patient se sent isolé. Personne n'est là pour le défendre. Il a l'impression d'être devant un tribunal et de plus, devant se déshabiller, il est en position de totale infériorité. Il faut donc toute la subtilité du chirurgien pour dédramatiser, faire les présentations et expliquer au patient que tous ces gens sont là pour l'aider à traverser la période opératoire du mieux possible.

2. La violence de l'attente, en salle d'attente, n'est pas moindre : l'angoisse culmine nu moment où la porte s'ouvre vers le praticien.

Il est très pénible pour les patients d'attendre longtemps, surtout quand les horaires des rendez-vous ne sont pas respectés. Une peur se crée, synonyme d'agitation qui va culminer lorsque le patient va se retrouver devant le chirurgien.

Certains patients vont perdre leurs moyens, vont être incapable de s'exprimer. C'est pourquoi il est bon que la salle d'attente soit garnie de revues, parfois d'une télévision, parfois de films vidéo (qui peuvent déjà donner un minimum d'explications), de livres, de magazines, qui peuvent aider à l'information concernant le problème spécifique du patient.

3. La violence de la cohabitation dans la salle d'attente.

Dans certains cas, cette salle d'attente est garnie non seulement de patients qui souhaitent une chirurgie esthétique mais parfois de la chirurgie réparatrice. Ils peuvent présenter des plaies diverses aux mains, au visage. Ils peuvent être plus ou moins défigurés, brûlés, avec des pansements. Il peut y avoir des enfants qui pinaillent. C'est un peu « la cour des miracles » ; évidemment cela met dans une bien mauvaise condition des gens qui ne se considèrent pas comme des malades. C'est pourquoi, il faut bien expliquer au moment de l'accueil, quand les patients s'inscrivent que la chirurgie esthétique et la chirurgie réparatrice sont liées.

4. La notion de temps perdu.

Beaucoup de patients se plaignent que ces consultations consistent en une immense perte de temps puisqu'ils vont attendre deux ou trois heures pour avoir à peine un quart d'heure d'entretien. Cela est malheureusement vrai. Il n'est possible de l'éviter que dans la mesure où l'on pourrait parfaitement gérer ces consultations au niveau horaire. Ce qui n'est pas si simple ! Beaucoup de patients ne viennent pas ou oublient de confirmer ou d'annuler leur venue ce qui crée des distorsions tout nues tout au long de la journée. Une confirmation des R. D. V. par téléphone serait souhaitable.

Le système DOCTOLIB vise à pallier ces défauts, mais lui-même n'est pas infaillible, la mauvaise foi de certains patients peut être renversante.

L'invention du système Doctolib, start-up française devenu Licorne milliardaire a beaucoup amélioré les possibilités de consulter des chirurgiens, les médecins, les spécialistes et également de s'inscrire dans les hôpitaux, aussi pour subir des soins dentaires dans des cabinets qui autrefois étaient toujours surchargés; la difficulté est de trouver un rendez-vous qui correspondent au désir que l'on a dans un laps de temps pas trop long; aussi il faut se méfier si on trouve un rendez-vous immédiatement dans les deux trois jours qui suivent le désir de consulter auprès d'un chirurgien inconnu, car cela veut dire qu'il n'a pas beaucoup de clients ; cela ne signifie pas que c'est un mauvais chirurgien, mais il vaut mieux s'enquérir de qui il est avant auprès de son médecin de famille, qui sera toujours le meilleur conseil en matière d'orientation vers des spécialistes compétents.

Visionner les fiches Google ou autres forums d'avis pour déterminer le nombre d'avis positifs et lire les avis négatifs reste un moyen aléatoire car un chirurgien ne peut pas plaire à tout le monde ; certains chirurgiens parviennent à récolter des avis positifs en détournant un peu les systèmes de sécurité mis au point par les réseaux sociaux, grâce à des webmasters hyper compétents qui ont leur technique secrète pour optimiser les référencements.

5. Une consultation trop brève ?

Pour tous les patients la consultation est vécue comme extrêmement courte. Elle peut durer un quart d'heure, vingt minutes et pourtant les patients ont l'impression qu'elle n'a duré que cinq minutes. Ils ont, en effet, tellement de questions à poser sur le problème qui est celui de leur vie. Ils ont peur que les questions qu'ils n'ont pas posées se retourneront contre eux, que tout ce qui a été laissé dans l'ombre leur sera préjudiciable.

En fait, la consultation dure un laps de temps normal ; de nombreux patients oublient d'écouter ce qu'on leur dit. Il est bon qu'ils reviennent alors en consultation une seconde fois, lorsqu'ils ont eu l'impression qu'ils n'ont pas été assez entendus.

6. Faut-il établir une liste des questions à poser ?

C'est toujours très irritant pour le chirurgien de voir les patients venir avec une liste de questions, bien que cela soit assez compréhensible : cela montre que les patients ont réfléchi à leur problème ; en réalité, les patients sont actuellement surinformés, il n'y a que 3 ou 4 questions importantes à aborder à chaque fois. Les patients qui font des listes risquent d'être un peu maniaques : c'est cela qui inquiète le chirurgien.

COMMENT SOLUTIONNER CES PROBLÈMES ?

1. La consultation est déjà, une intervention parfois déstabilisante.

Il est important que l'on puisse discriminer la motivation des différents patients. Le choc de l'accueil par plusieurs personnes sert un peu de révélateur de la stabilité psychologique de chaque consultant.

Sans vouloir trop défendre cette conception, elle nous a rendu néanmoins de grands services. Si la patiente est prévenue avant d'entrer, tout se passe mieux. Parfois un avis consensuel peut être exprimé, plusieurs points de vue de la part de l'assistance sont émis dans l'intérêt du patient qui pose un problème parfois délicat à résoudre.

2. L'attente peut être rendue acceptable par une information permanente ; mais il est évident qu'il n'est pas facile de faire

acheter par un hôpital les vidéos, les livres, les magazines, les brochures où sont indiquées les différents types d'opérations et que les patientes pourraient consulter.

A nous de faire ce progrès ...

3. La chirurgie réparatrice et la chirurgie esthétique doivent impérativement cohabiter. En effet, la chirurgie esthétique est la sœur cadette de la chirurgie réparatrice. Elle ne peut pas en être disjointe. D'ailleurs, cela donne confiance aux patients qui viennent pour de la chirurgie esthétique de savoir que leur chirurgien est capable de réparer un bec de lièvre, de traiter des brûlures, ou de rétablir un membre qui est malformé ou sévèrement contusionné.

4. La notion de temps perdu.

C'est le problème le plus difficile ; Parce que les exigences des patients sont tout à fait normales et que les inhibitions se manifestent au moment des questions. C'est pourquoi la gestion électronique des rendez-vous est peut-être une solution ; mais nous demandons aussi à nos patients d'être plus réguliers et plus disciplinés qu'ils ne le sont. Beaucoup d'entre eux, prenant des rendez-vous de consultation qu'ils oublient de noter, considèrent le médecin ou le chirurgien comme un prestataire de service pour lequel il n'y a aucun respect à avoir, puisque de tout façon, on ne paye rien quand on demande un rendez-vous par téléphone !

Ainsi il faudrait un peu sanctifier ou sacraliser la demande des consultations.

5. Si les consultations sont vécues très brèves et frustrantes c'est parce que chaque patient imagine son problème tellement compliqué qu'il pense que les solutions ne peuvent être que multiples. En réalité, l'immense majorité des pathologies implique des solutions précises semblables d'un cas à l'autre et bien connues, pour lesquelles le chirurgien

pourra donner des explications très claires : chaque cas, bien que particulier, s'inscrit dans une logique d'ensemble.

Ainsi le patient, vit-il son problème comme unique ; il lui est difficile de comprendre que pour le chirurgien, 15 à 20 problèmes se succèderont dans la journée, et qu'il est donc obligé à une certaine sobriété de réponse, sous forme finale de « oui je vous opère, non je ne vous opère pas ou je vous déconseille l'opération » à la fin de la consultation. De trop longues explications répétées épuisent les capacités d'analyse du chirurgien, pour chaque nouveau patient.

C'est pourquoi aussi plusieurs consultations successives seront intéressantes pour un patient donné.

6. Les notes écrites que nous transmettent les patients sont très révélatrices. Ils nous posent toujours des questions qui nous apparaissent comme marginales, ou peu importantes ; Peu de patients osent parler des complications, des risques, ou de la qualification des chirurgiens. Et pourtant, ce sont ces problèmes là qu'il faudrait que les patients abordent en réalité.

LE RÔLE DU ou de LA PSYCHOLOGUE

Il est essentiel pour 3 raisons :

1. La psychologue va pouvoir évaluer indépendamment du chirurgien l'état psychique du patient.

2. Elle pourra prendre en charge certains patients particuliers. Les hyper-anxieux, ceux qui ont une algodystrophie (c'est-à-dire une douleur psychosomatique provoquée par un dysfonctionnement psychologique qui entraîne une douleur au niveau de l'endroit traumatisé ou opéré). Elle pourra nous aider à dépister les paranoïaques, les ambiguïtés sexuelles, les patients qui sont très

discrètement homosexuels, qui peuvent poser des problèmes : « les borderline" notamment.

Elle aura pour rôle de dépister les déprimés, d'aider par une écoute bienveillante à ce qu'ils puissent parler et faire ainsi une psychothérapie de soutien pré et post-opératoire.

Enfin, elle sera essentielle pour le suivi des automutilations, pour lesquelles la collaboration du psychiatre est évidemment impérative.

3. Le rôle de La « psy » en préopératoire est aussi de nous faire un portrait psychologique du patient. Des tests psychologiques sont importants : une partie de ce travail sera consignée au dossier.

Elle fera une évaluation, notamment dans certains types d'opérations qui posent des problèmes tels que les liftings, les paupières, les opérations de rajeunissement et les opérations du nez, notamment chez l'homme et chez les adolescents.

4.Mais la présence d'une psychologue, si elle est plus facile en milieu hospitalier-car elle fait partie des salariés titulaires dans ce cas- est bien plus délicate en milieu libéral, car les patients sont réticents à rémunérer une psychologue travaillant dans le cabinet du chirurgien, et le chirurgien rechigne à augmenter indûment ses charges.

5. La présence d'un ou d'une photographe a un rôle très important. Elle permettra de sanctifier l'image préopératoire que bien des patients refusent en cas de complications, disant qu'ils ne se reconnaissent pas sur ces clichés ! Or ces clichés sont une preuve médico-légale. Dans la majorité des cas, en libéral, c'est le chirurgien lui-même qui pratiquera les photographies indispensables avant et après les opérations

EN RÉSUMÉ,

Il y a donc très long. chemin à parcourir avant une opération.

1. La consultation de débrouillage permet de dire si oui ou non une opération est indiquée. La réponse sera oui, non, oui peut être avec condition ou non très probablement, sous condition d'une modification de l'état psychologique.

2. Les informations sur les techniques qui seront employées sont très importantes. Il y a donc une nécessité d'un délai de réflexion réciproque. Le patient doit réfléchir compte tenu de tout ce qu'on lui a donné comme explications mais le chirurgien doit avoir le temps de réfléchir pour savoir s'il n'y a pas d'autres solutions au problème qui lui est posé ; parfois une deuxième vision du patient lui donnera d'autres idées. La loi impose 15 jours de réflexion avant toute opération en bloc opératoire.

3.Le tourisme chirurgical n'est pas à encourager. Le risque de complications post-opératoires est un déni majeur à cette pratique qui ne met pas en sécurité la réussite de l'opération et de son suivi ;

4. Parfois un deuxième avis peut être utile pour éclairer les doutes du patient ; Toutefois deux chirurgiens différents utilisent des techniques différentes, mais toutes les deux seront aussi valables. Les réponses que deux chirurgiens donneront seront plus caractéristiques de leur personnalité que d'une supériorité d'une technique par rapport à une autre. Il n'y a aucune unanimité chirurgicale devant un problème esthétique donné, compte tenu du brio du chirurgien, de son expérience ; sa capacité d'assumer les complications est déterminante, les complications doivent toujours être rattrapables. Les chirurgiens les plus qualifiés insistent sur la nécessité de la réversibilité de l'acte opératoire et la conservation d'une marge de sécurité pour

pouvoir toujours améliorer un résultat qui n'aurait pas été parfait, ou au moins conforme à ce qu'en attendait le patient.

5.La retouche post-opératoire fait partie intégrante de l'information que le chirurgien doit donner avant tout geste en salle d'opération.

La perfection absolue représente une quête de la part du chirurgien ; il doit y ajouter un style, une inspiration, une constance et une grande disponibilité. Mais ce n'est qu'un homme comme vous et moi.

N'avez-vous jamais fait une petite erreur ?

Acceptez donc que son sens des responsabilités pour qu'il puisse permettre le plus souvent en une fois, mais parfois en deux, de vous mener à bon port.

Le vrai critère de votre choix : ce chirurgien a-t-il le sens du beau ? Est-il esthète et esthéticien ? Antinoüs n'est pas loin !

Chapitre 13
ANTINOÜS

« Stranger traveler, pour into our eyes and translate the horrible barking of ancient dogs »

« Etranger, voyageur, vois dans nos yeux et interprète l'horrible beuglement des chiens antiques »

JIM MORRISON

Beau, donc idiot, n'est-ce pas ??

C'est ce que l'on pourrait penser quand on lit Platon, qui relate comment le bel Antinoüs vient troubler le philosophe Socrate au cours d'un banquet devenu célèbre,conservé dans les trésors mondiaux de la littérature: ce jeune homme fait irruption dans une réunion de haute société de la Grèce antique et provoque une émotion amoureuse intense au philosophe pourtant blasé; sa beauté stupéfiante crée un choc émotionnel, enchante les convives qui s'arrêtent pour le dévisager, et trouble le philosophe Socrate;

Pourquoi tant de passion jalouse envers la beauté du visage et du corps d'un jeune adolescent ?

Réincarné en de multiples corps aux noms différents, Antinoüs est le symbole de la beauté masculine absolue quoi qu'un peu ambiguë : Qu'il s'agisse du général Alcibiade vainqueur de batailles difficiles, de l'homme triomphant parce qu'il est très beau, de l'amant désiré ou du beau parleur dans les sociétés où évoluent Socrate et Platon. Il n'en reste pas moins que cette beauté est muette. Antinoüs n'est pas un homme créatif. Il propose des nouvelles idées, il discoure avec brio, mais personne ne s'intéresse à ce côté intelligent du personnage. Quelque part il incarne l'idiotie de la beauté alors que dans le banquet de Platon ses propos ne sont pas du tout idiots, au contraire ; il sert de répondant, d'homme égal à égal dans ses propos pertinents au niveau de pensées de Platon.

Il est capable de polémiquer. Rien ne lui est interdit. Mais le masque éphémère de la beauté l'écrase et rend inopérant sa logique : Sa séduction se contente d'un silence, il est non ou mal entendu parce que tout en lui privilégie le visuel ; Il captive le regard et distrait de la perception de ses concepts : L'autre le dévore des yeux. Il génère le désir, l'envie, la jalousie et on n'entend même pas ce qu'il peut bien raconter. Difficile de paraître intelligent quand on est déjà beau !

Une beauté idéale qui fascine

Antinoüs est l'homme au profil grec. Il est si beau que quand il apparaît, il suscite le silence, il entraîne l'approbation puis le désir des femmes, et des hommes.

Tout homme a envie d'être aussi beau que lui. Toute femme a envie de le rencontrer, de lui parler et d'être séduite par lui.

Antinoüs associe la beauté du visage selon le canon grec (où le front se prolonge avec le nez droit et puissant, la bouche est pulpeuse, le menton bien dessiné, les pommettes saillantes, le cou dégagé et long). La grâce de ce visage correspond à la grâce de la démarche et du corps. Le corps d'Antinoüs est athlétique, bien proportionné, celui d'un jouvenceau de 18 à 25 ans, musculaire, sans graisse inutile. Champion aussi aux jeux olympiques. Cette beauté a quelque chose de divin mais en même temps quelque chose de lointain, presque d'inaccessible, de fragile et de mortel. Aussi Antinoüs génère l'envie, le désir de l'approcher mais en même temps la peur de s'y attacher. C'est vers ce corps que la femme va plonger et rester captive.

Mais on sent que pour dominer un homme tel qu'Antinoüs, il faut une grande force d'esprit, une puissance qui attache et déjoue les fragilités et les faiblesses d'un homme tellement gâté par la nature.

Toutefois, Antinoüs a aussi un petit côté androgyne presque efféminé. D'ailleurs, il est souvent considéré comme homosexuel, ou bisexuel au moins au sens psychologique des beaux esprits et notamment par Platon qui évoque le trouble de Socrate. Eux-mêmes, grands philosophes, beaux esprits, sont très laids ; ils ont des visages puissants, ce sont des penseurs ; ils doivent compenser par leurs discours ce que la nature n'a pas imprimé dans leur apparence.

Antinoüs est infidèle, vagabond, mais bon soldat. Il se réincarne tout du long de l'histoire avec différents attributs. Par exemple, on peut considérer que son identité moderne, contemporaine, serait le top-model tel les Chippendales (hommes qui se produisent sur scène, que toutes les femmes applaudissent. Il devient ainsi un homme-objet hyper-désiré, fragile, fuyant, devant se cacher ; il est trop beau pour être vrai.

Seul un destin tragique peut compenser cette injustice de la nature ; d'où cette impression terrifiante qu'il ne faut pas trop aimer les hommes pour leur beauté, car cela peut être dangereux, dévastateur ou pour le moins, décevant.

Le côté pervers d'Antinoüs est ainsi intrinsèque à sa beauté absolue. Car on va l'identifier à la bêtise comme si l'inconscient voulait éviter les extrêmes et compenser par un juste milieu : un homme qui est très beau doit être aussi un peu bête, car sinon la nature l'aurait trop favorisé. En fait, cela est très contestable, évidemment. Pourquoi se méfie-t-on autant de la beauté ?

Accepter sa laideur est un combat terrifiant !

La laideur est-elle mieux acceptée ? Certes non, mais les caractères dérangeants de la beauté viennent plus de son caractère fragile et éphémère, quasiment incontrôlable. Très souvent, on entend dire qu'un bel homme a épousé une fille moche. Un peu comme si les extrêmes s'étaient rencontrés et stabilisés. De plus, la beauté n'implique pas la sensualité, qui en est totalement absente ; mais la beauté suscite désir et plaisir de possession. La laideur a quelque chose de repoussant, de dégradant, nous aborderons ce thème avec l'analyse du mythe du Minotaure ;

Donc, si Antinoüs est très beau, il est aussi égoïste ; si la femme qu'il aime est profondément éprise c'est parce qu'elle est hyper-narcissique et parce qu'au travers de cette beauté elle cherche à se projeter et se reconnaitre. Enfin rien ne nous dit qu'Antinoüs se trouve beau. Il doute de lui, peut-être. Un infime détail, un bouton, une fossette le dérangent : il se trouve amoindri, enlaidi, lui souffre d'un détail dont n'importe qui se moquerait. De nos jours, peut être devenu complexé malgré tout, il harcelait un chirurgien pour se faire opérer…

La rencontre impossible de la beauté absolue

Antinoüs est un être magique, une merveille de la nature et du destin. Il renvoie chaque individu à sa propre image. Il leur dit « défonces-toi pour m'approcher, essayes, je suis de caractère divin ». Mais en même temps, Antinoüs existe ! Donc la beauté, l'harmonie existent.

Le numéro d'équilibriste est très difficile pour des hommes comme Antinoüs. Vis à vis de la chirurgie esthétique, Antinoüs incarne le modèle au physique idéal, mais pas impossible à idéaliser.

Ainsi rend-il crédible la quête de la perfection artistique et de la beauté masculine, qui passent par la connaissance de la beauté grecque classique. Mais ce n'est qu'une forme de la beauté, forme qui participe à l'élaboration lente des connaissances du chirurgien ; ce dernier doit avoir appris la beauté classique pour oser et être résolument moderne, et donc accepter toutes les différences, en y trouvant autant de beauté que dans celle si pure d'Antinoüs.

Pas de parti pris de beauté absolue pour le chirurgien esthétique ; pas de canons ultra classiques, une beauté différente peut se rencontrer faite de facettes improbables de charmes divers et d'une harmonie plus subtile qu'on découvre lentement.

Pour un chirurgien esthétique, la vraie beauté est ce qui révélera la personnalité profonde de chaque patient. C'est ce qui conduira au principe de l'accord avec soi-même, de la coïncidence des 2 images. Celle de la réalité perçue et celle de la projection dans l'esprit du patient.

C'est donc un principe d'harmonie, d'accordance et non celui de canons figés de la beauté antique qui devront guider nos mains, parfois hésitantes, de sculpteurs de chair humaine.

Une beauté subtile qui transparaît de l'intérieur

Ce sens de la beauté, jamais normatif, toujours un peu différent, habite le chirurgien esthétique.

C'est un des fondements de sa personnalité.

D'où l'attrait magique que le chirurgien esthétique exerce dans les esprits des journalistes. Les médias sont là, toujours en quête de personnages préfabriqués, illustrations parfaites des clichés que l'on veut impacter dans l'esprit accueillant des téléphages.

Il faut plonger un peu plus avant dans ce domaine réservé des rapports entre l'esthétique et les médias. La recherche d'icônes médiatiques fait partie du jeu pervers de la quête journalistique d'avoir quelque chose à dire à propos des puissants de ce monde.

Que dit chat GPT sur Socrate et Antinoüs ?

Socrate et Antinoüs

Socrate, le sage philosophe,

Se tenait assis à son banquet,

Parmi ses disciples et ses amis,

Il parlait de vertu et de sagesse.

Mais soudain, il vit entrer

Un jeune homme d'une grande beauté,

C'était Antinoüs, le favori

De l'empereur Hadrien, son ami.

Socrate sentit son cœur battre

Et son regard se fixer

Sur le visage et le corps

De cet éphèbe divin.

Il oublia ses discours savants

Et se leva pour l'accueillir,
Il lui offrit une coupe de vin
Et l'invita à s'asseoir près de lui.

Il lui parla avec douceur
Et lui fit des compliments,
Il lui dit qu'il était le plus beau
Et le plus digne des hommes.

Il lui demanda de lui raconter
Ses exploits et ses aventures,
Il l'écouta avec admiration
Et lui sourit avec tendresse.

Il lui prit la main dans la sienne
Et la porta à ses lèvres,
Il lui dit qu'il l'aimait
Et qu'il voulait être son maître.

Antinoüs, touché par ses paroles,
Lui rendit son baiser,
Il lui dit qu'il l'aimait aussi
Et qu'il voulait être son élève.

Ils se levèrent ensemble

Et sortirent du banquet,

Ils allèrent dans la chambre

De Socrate, le sage amant.

Chapitre 14
INFORMATION, PUB ET MEDIA

« Come out in the open, in all your brilliance »
« Emergez à l'air pur, dans tout votre éclat »
JIM MORRISON

Le monde de l'écran est un miroir aux alouettes telle la quête du pactole lorsque le roi Midas voulut absolument « subir »" sa récompense : Dionysos lui avait accordé le droit de changer en or tout ce qu'il touchait ; dégoûté, Midas ne pouvait plus manger ! Dès qu'il touchait une miche de pain, elle devenait un lingot d'or, indigeste…

Midas dut à nouveau supplier Dionysos de le débarrasser de ce pouvoir encombrant c'est ainsi qu'en se trempant dans le « pactole » il fut lavé de la bénédiction ; c'est le fleuve dans lequel il trempait qui fut rempli de paillettes d'or.

Cette parabole illustre les méfaits de la publicité notamment télévisée.

Car à vouloir paraître sur l'écran pour vanter sa personne ou des nouvelles opérations, c'est un bien étrange destin que l'on encourt.

Assailli de demandes absolument folles, de patients qui n'ont rien compris ou de demandes exagérées, le chirurgien se retrouve dépassé par une demande incontrôlable. Il devient incapable de la satisfaire ne rêvant plus que d'anonymat et d'un exercice calme avec des patients normaux, attirés par le somptueux et traditionnel bouche à oreille, oublié de nos jeunes contemporains et disgracié par les étoiles de Google !

Par ailleurs, la chirurgie par le biais des images transforme la réalité des faits ; elle subit un montage inhumain, orienté, donc partial et rempli de désinformations. Une information télé réaliste est-elle donc vraiment impossible ? Non, mais pour cela il faudrait que les journalistes acceptent de jouer le jeu. Nous n'avons jamais vu une seule émission télévisée qui était parfaitement adaptée et informative, aussi bien pour les patients, pour les journalistes que pour les participants médecins toujours frustrés et manipulés par les demi-dieux rigolards des régies.

Seul un long direct serait approprié durant un temps suffisant avec la possibilité d'un débat clair et allant au fond des choses sans évidemment aborder tous les aspects, mais au moins en abordant ceux que le public attend.

Prenons par exemple une émission comme celle de "santé à la une" sur la chirurgie esthétique qui a eu lieu en 1987.

Des images très dures montrant des doigts qui s'insinuent dans des visages ont été imposées par les journalistes qui après avoir filmé de nombreuses opérations n'en ont retenu que les éléments les plus spectaculaires et choquants.

Ces journalistes ont refusé la chirurgie réparatrice comme initiatrice de la chirurgie esthétique il a fallu batailler pour que quelques images passent néanmoins, illustrant l'interpénétration réparatrice esthétique.

Serge Gainsbourg était venu sur le plateau pour déboutonner sa braguette ! Des patients en direct demandaient à des chirurgiens présents sur le plateau « pourquoi ils avaient payé aussi cher, en argent liquide ? » !

Le résultat de cette émission a été une accumulation de peurs et de frustrations. Peur pour les patients qui se sont dit « qu'est-ce que c'est que cette chirurgie ? » Frustration pour les chirurgiens présents qui espéraient enfin une émission informative.

Les confrères chirurgiens qui ont vu cette émission ont attaqué tous ceux qui étaient sur le plateau. Pour certains d'entre eux, ils furent exclus de leur société savante et jetés au ban de leur groupe scientifique.

Des collaborateurs jaloux ont créé des sociétés scientifiques rivales dont ils ont exclu leurs maîtres.

La raison de la haine de ces confrères a été qu'ils ont perdu des clients ! Certains en effet, avaient donné une information de chirurgie esthétique trop douce, les images un peu sanglantes et dures que les journalistes avaient présentées ont entrainé l'annulation de nombreuses opérations.

Mais 7 ans après on peut dire que les journalistes avaient vu juste. Leur ambition était d'ancrer la chirurgie esthétique dans la chirurgie « dure », donc dans une activité qui est dangereuse, qui peut être particulièrement pernicieuse source de complications et de faire en sorte que le public se méfie des charlatans.

On voit donc la complexité d'une bonne information télévisée et de la nécessité d'une bonne connivence entre médecin et journaliste. En effet, ces émissions ne devraient pas se faire les uns contre les autres sans règle du jeu, mais plutôt avec la nécessité d'aborder tous les aspects du problème ; ce qui suppose que les médecins ne soient pas les instruments des journalistes qui ne visent au travers d'eux que d'obtenir un indice audimat satisfaisant et donc une grande part de marché ! Information oui, publicité non.

Quelque part nous sommes toujours l'objet de l'autre ; Si le patient a parfois l'impression d'être l'objet du chirurgien, le chirurgien a parfois l'impression d'être l'objet du journaliste qui est lui-même l'objet de ses supérieurs hiérarchiques. Plus récemment un certain nombre de scandales sont venus étayer toutes ces méfiances vis-à -vis des médias.

Prenons l'exemple de la liposuccion aux ultra-sons.

Cette technique assez révolutionnaire n'a pas été encore totalement expérimentée. Les gammes des ultrasons n'ont pas toutes été explorées, ni leurs puissances, ni la façon la meilleure de s'en servir.

Trop vite des fabricants ont parié sur un avenir commercial à leurs produits à peine élaborés.

Ils lancent donc des machines qui ne sont même pas encore au point. Ils font une campagne de presse hallucinante de façon à ce que l'on parle de leurs produits miracles. Un grand nombre de patients sont séduits par ces articles de magazines où des journalistes publient des scoops, fabriquant une réserve de clientèle dupée que les fabricants orientent vers quelques chirurgiens auxquels ils fournissent des machines.

Ces machines sont très chères ! Il faut bien amortir la campagne du lancement des produits ! Le fabricant ne se sent pas coupable ! Logique commerciale avant tout.

Aujourd'hui en 2024, on trouve un grand nombre de nouvelles machines qui se concurrencent les unes les autres, et qui associent un principe vibratoire qui fait fondre les adipocytes Avant de les aspirer; ces machines de liposuccion assistée sont basées sur des vibrations mécaniques, ou encore par transmission d'ultrasons'(VASER), utilisation de laser préalablement à la liposuccion elle-même, utilisation de la haute fréquence interne ou externe, utilisation d'un plasma quil chauffe à l'intérieur du corps pour rétracter le derme(RENUVION), ou machine à peu près équivalente mais avec un contrôle par une barrette extérieure afin de vérifier les températures obtenues en profondeur(BODYTITE);

Les images des résultats avant après sont spectaculaires car la rétraction dermique par une fibrose est réellement impressionnante et peut même être constatée au moment de l'opération et de l'application du système ; mais cela augmente aussi le risque de brûlures, de rétractions, et de douleurs post-opératoires ; on ne sait pas encore de façon scientifique quelle est la validité de ces appareils sur le long terme. Une certaine prudence pour l'utilisation de tous ces nouveaux procédés s'impose à l'opérateur expérimenté, même si les résultats publiés dans les congrès d'une façon post-opératoire précoce dans les deux trois mois qui suivent restent excitants.

Les prix des interventions sont bien sûr majorés pour amortir le coût important de ces nouveaux appareillages.

Mais, scandale, en fait, aucune machine n'avait été véritablement par le ministère de la santé au moment du lancement médiatique des appareils sur les marchés internationaux et notamment en France; au jour d'aujourd'hui, et pour le moment, les appareils utilisant les ultrasons sont autorisés moyennant un certain nombre de spécifications techniques par les services de validation des appareillages médicaux du ministère de la Santé; la condition Express c'est qu'ils doivent être utilisés par un chirurgien esthétique compétent et qualifié auprès du Conseil de l'Ordre pour effectuer ses actes .

Pour approfondir les notions médicales nécessaires pour comprendre ce qui se passe en réalité, certains chirurgiens ont bâti leur réputation naissante et leur clientèle sur le fait qu'ils utilisaient ce produit miracle. Vu à la télé ! Mille appels en 48 heures ...

Mais les ultrasons ne sont guère un produit miracle, par rapport à la liposuccion classique, moins que la technique de la liposuccion superficielle introduite par l'italien GASPAROTTI.

Simplement il semble que les ultrasons facilitent le geste chirurgical quand la graisse est dure, en la faisant fondre avant de l'aspirer.

Les ultra-sons en eux-mêmes sont porteurs d'un certain nombre de dangers à type de brûlure locale ou à distance, d'éclatement des fibres élastiques et de désordre s'ils sont mal maitrisés.

De nombreux avatars commencent à être publiés dans la presse professionnelle.

Le ministère de la santé alerté met en garde les chirurgiens en disant qu'aucun appareil vanté par les magazines n'est réellement homologué et ne peut être utilisé sur le marché, sans risque pour les patients. Ce sont les fabricants et les chirurgiens qui les utiliseraient qui porteraient la responsabilité des échecs.

Pourquoi les médecins sont-ils donc tant intéressés par la déesse publicité ?

Est-ce pour avoir plus de clients ? Eternel combat du savoir-faire et du faire savoir !

Certainement pour un certain nombre de chirurgiens débutants cela peut être un coup d'accélérateur pour avoir une clientèle plus importante. L'expérience nous a montré que les clients attirés par ce type de publicité étaient particulièrement difficiles car ils sont obnubilés par une image, et ne sont guère raisonnables. Il paraît tout à fait anormal d'aller voir un médecin ou un chirurgien sous prétexte qu'on a vu sa tête à la télévision ou parce qu'il a promotionné une technique ; Faut-il à ce point oublier d'avoir l'esprit critique pour ignorer que dans promotion il y a mise en avant d'éléments discutables, de méconnaissances ou de silences complices sur nombre d'inconvénients !

Peut-on, par la pub, obtenir la gloire ?

Est-ce pratique pour avoir une réputation nationale ? Ou Internationale ? Rechercher la célébrité au travers de la médiatisation peut être un moteur chez certains praticiens.

Mais la gloire à quel prix ? Au prix de quelles compromissions !

Il faut une sacrée personnalité pour rester pur et intransigeant quand les sirènes de « clap » sont là à faire oublier le respect des règles élémentaires de la prudence scientifique.

Le fait de se mettre en avant expose aux clameurs des jaloux : les coups de couteau sont nombreux par derrière ; Tout piédestal sur lequel on est monté risque à un moment donné où à un autre risque de s'effondrer, car nombreux seront ceux qui essaieront de détruire celui qui a essayé de se promouvoir.

Il faudrait être particulièrement escroc ou naïf pour penser que la médiatisation vise à faire le bien de tout le monde.

A l'évidence, la promotion de soi-même ne sert que soi-même. Il est difficile de défendre des techniques qui sont innovantes ou qui n'ont pas fait leurs preuves par le biais d'un passage télévisé. Il y a d'autres moyens pour le faire ; mais dans un certain nombre de cas s'est vrai que le passage télévisé a fait bouger les choses.

Le spectaculaire des premières réimplantations de membres réussies a obligé tous les chirurgiens de la main à se tenir au courant des possibilités de la microchirurgie.

L'introduction de la liposuccion, certaines images de chirurgie réparatrice en matière de chirurgie cardiaque notamment, le problème des greffes ou des transplants en nombre insuffisant, ont exigé à un moment donné une médiatisation pour faire prendre conscience au public qu'il y avait des problèmes à résoudre et que les médecins eux même n'y arrivaient pas si la société ne leur donnait pas un coup de main.

La télévision escroquerie ?

Parfois certains journalistes sont les complices d'escroqueries absolues ;

Cela est le cas lorsque les médecins utilisent des attachés de presse et essayent à tout prix de faire passer à la télévision ou à la radio des techniques opératoires soi-disant nouvelles, mais qui sont complètement fantaisistes ou qui n'ont qu'une très faible part de vérité scientifique.

Prenons l'exemple des liftings médicaux doux par injections.

Depuis environ une trentaine d'années des médecins, et même chirurgiens, essaient de promouvoir des gestes par injections à minima qui donnent de bons résultats pour rajeunir sans douleur. Le résultat, parfois probant, ne dure pas plus de 18 mois à 2 ans-ce qui n'est pas si mal ;

Cette tendance est encore exagérée par la prolifération des influenceurs et influenceuses, qui sont des intermédiaires payés pour vanter une technique qu'ils auraient eux-mêmes subi, ou dont ils ont vu des résultats formidables, quand un certain nombre de ses influenceurs ou influenceuses ne se mettent pas eux-mêmes à devenir des prestataires de piqûres et des injections ;

Heureusement notre syndicat de chirurgie plastique reconstructrice et esthétique lutte contre ces cowboys de l'esthétique, trouvant un secours dans les réactions de l'ordre des médecins, qui s'associe aux plaintes pour diminuer les risques de malfaçons et de complications graves après ces injections sauvages.

L'illusion des fils tenseurs pour raffermir les tissus du visage

Une petite incision dans les cheveux, et hop l'utilisation de fils tenseurs qui vont en profondeur retendre les tissus et les raffermir ! l'inclusion de produits qui vont depuis des fragments de plastique à l'intérieur du corps, fixés au travers de décollements minimes, jusqu'au bourrage avec des microbilles de silicone, sont des exemples récents de techniques promotionnées largement et pour lesquelles aucun suivi médical sérieux n'a été en réalité effectué.

Les résultats des fils tenseurs publiés dans les congrès internationaux sont toutefois parfois très probants, à condition que le chirurgien ou le médecin qui les met en place possède une grande expérience et utilise un grand nombre de fils; rien à voir cependant avec des résultats des vrais liftings si on le comprend les compare; on assiste à une amélioration de la remise en tension du visage de façon transitoire mais jamais assez résultats de parfaite adéquation des tissus au niveau de la ligne mandibulaire ou d'un cou totalement rajeuni; De plus de l'aveu même des patients qui ont subi la mise en place de ces fils tenseurs avec un certain succès, cette opération leur a coûté fort cher et sa durée de bons résultats n'a pas dépassé 2 ans.

Donc au mieux, ces opérations à minima donnent de bons résultats très temporaires. Mais aucun de ces médecins miracles n'a réellement montré ce que les patients devenaient à moyen ou long terme, ni le nombre de déçus qui courent de l'un à l'autre pour obtenir enfin le résultat efficace. Tous ces déçus de la chirurgie esthétique leurrés, en fait par le biais publicitaire, représentent une masse de patients négatifs qui désavouent ceux qui ont été à l'origine de cette tentative, donnant d'autre part une mauvaise image de notre spécialité.

Un code de déontologie pour les journalistes médicaux ?

Le vrai problème est que les journalistes doivent avoir une déontologie propre, destinée à ce que d'une part ils puissent vérifier leurs sources et d'autre part, faire les recoupements nécessaires pour présenter à chaque fois le pour et le contre d'une technique ; ils doivent émettre les réserves qui s'imposent quand ces techniques n'ont pas été suffisamment étudiées.

Cette déontologie du journalisme est en réalité très difficile à mettre en action, de la même façon qu'elle est difficile à obtenir chez les médecins ; il faudrait un débat contradictoire et une possibilité de sanction en cas d'abus manifeste. Le conseil de l'ordre des médecins ou des chirurgiens est capable dans un certain nombre de cas de sanctionner les manquements à une éthique minimale, mais rien de tel chez les journalistes !

Et les découvertes réellement importantes ?

Parfois, un chirurgien ou un médecin a l'impression d'avoir été très novateur, d'avoir mis au point une technique sensationnelle dont d'ailleurs il mesure assez mal encore les dangers, les possibilités et les prolongements.

Où va-t-il donc pouvoir publier son invention ?

Publier dans des journaux scientifiques peut prendre un an ou deux ; puis la diffusion de cette technique sera longue. Le praticien aura donc la tentation d'essayer d'accélérer les choses et de passer par un journal grand public pour qu'enfin son invention soit reconnue, vite, parfois trop vite.

Il finira toujours par trouver un ou une jeune journaliste pour lequel ce prétendu scoop représente une bonne façon d'accélérer sa propre carrière. C'est l'entente des malpropres qui se réalise ; Mais quand l'invention est belle, alors chapeau bas !

Finalement l'information scientifique ne peut pas être dissimulée très longtemps ; Reconnaissons que dans cette méfiance instinctive qu'a le médecin ou le patient de ce qui est écrit ou publié dans les journaux à sensations, il existera toujours, néanmoins, un petit élément de tentation, un “non, cette technique ne marche pas chez les autres, mais chez moi, peut-être ?”

Le serpent est partout. Il s'insinue et nous ferait presque prendre ses courbures pour la rigidité d'une verge qui gagne et d'une lance qui blesse.

L'information collégiale ne fonctionne pas. Il est très difficile de parler à un groupe. « Voilà, vous représenterez toutes les découvertes ou les inventions de votre assemblée ; comme vous êtes un corps de professionnels sérieux homogène, un collège littéralement scientifique, nous aurons confiance en vous ; en tant que journaliste, vous vous adresserez à nous, et nous transmettons votre seule vérité ; Si vous avez quelque chose à dire, vite, appelez nous »! Mais ça ne marche pas.

En effet, comment demander à un groupe de défendre l'idée d'un homme ou d'une technique ou d'un enthousiasme ? Le groupe est toujours dubitatif et essaiera de diminuer la valeur de cette invention car la critique taraudante passe avant le soutien amical.

Une délégation collégiale tentera de faire un historique autour d'un nouveau procédé qui sera noyé dans un langage confus. Plusieurs techniques voisines seront amalgamées finalement la technique innovante apparaît à peine prometteuse, si ce n'est expérimentale. Dur dur de présenter le progrès…

Mais l'information du public est néanmoins nécessaire.

C'est aux journalistes de savoir faire leur métier, de pouvoir faire le tri, ce qui n'est pas simple. L'enquête de personnalité sur l'auteur conditionnant toute publicité sérieuse d'une technique soi-disant nouvelle n'est que rarement ordonnée par le rédacteur en chef du journal, c'est dommage. Il le faudrait.

Donc il faut des sanctions. Aux journalistes qui ont fauté, il faudrait impérativement imposer qu'un démenti soit publié par la rédaction en chef, et que le nom du journaliste imprudent soit cité.

Quant aux médecins ou aux charlatans en mal de publicité non scientifique, il faudrait qu'en cas de punition ce ne soit pas l'obscur conseil de l'ordre et ses décisions intimes qui soit seul à sévir, mais que des tribunaux civils puissent également se prononcer et condamner ceux qui auraient ainsi contrevenu à une information sérieuse, informative et non publicitaire.

Faire ouvertement de la publicité médicale est maintenant admis aux Etats-Unis. Nul doute qu'en France, une certaine forme de publicité va également être autorisée ; la bataille pour trouver des clients est si difficile dans certains métiers y compris dans la profession médicale ou paramédicale que nulle règle éthique ne semble plus adaptée …

Il ne faut donc pas se voiler la face ; Dès à présent il faut essayer de mettre en avant quelques règles éthiques qui feraient que ce type de publicité ne soit pas de mauvais aloi mais au contraire présente des avantages pour tout le monde. Raymond Vilain faisait la distinction entre les médecins escrocs et les médecins naïfs. L'escroc est celui qui sait que la technique qu'il va propager ne marche pas, mais ce qu'il veut c'est avoir de l'argent et de nombreux clients. Au fond c'est encore celui qui est le moins dangereux parce qu'au moins il connaît les limites de son art et il sait comment rapidement s'effacer et disparaître. Plus dangereux est le médecin naïf, qui est celui qui pense qu'il a découvert la technique la plus extraordinaire qui va sauver du cancer, épargner du S. I. D.A. ou guérir de la vieillesse par une formule révolutionnaire.

Celui-là est dangereux parce qu'il va mettre en péril la santé de ses patients qui se confient à lui ; lui ne verra pas les inconvénients de sa technique, n'en retenant que les points positifs si par malheur il y en avait.

Il faut rajouter à ces deux médecins, le médecin « publicitaire » : pour lui seule l'augmentation du nombre de ses clients importe.

Il n'est pas escroc parce qu'il utilise des techniques sûres et éprouvées. Il n'est pas naïf parce qu'il ne croit pas que ces techniques sont les meilleures. Ce qui lui importe c'est d'avoir le plus de clients possibles, non pas seulement pour gagner de l'argent mais parce qu'il s'y associe un désir de puissance et un fantasme de gloire.

A ces trois médecins, il faut opposer le médecin normal. La société a besoin de portes paroles, d'hommes de communication ou de langage ; on ne choisit pas d'être celui-là ; on l'est et on disparaît au profit d'autres plus talentueux ou plus performants. Mais le médecin normal, lui, doit continuer à pouvoir travailler sans que des publicités mensongères ne perturbent ses habitudes ni ne l'obligent à changer de technique lorsque des améliorations soi-disant révolutionnaires proposées d'une façon brutale et médiatique n'ont même pas encore fait la preuve de leurs qualités. Ce serait mettre en péril les soins qu'il prodigue à ses patients, et casser la confiance entre le patient et son thérapeute. Sans cette confiance, il n'est pas possible de soigner.

Evidemment, on ne peut nier le plaisir narcissique du médecin qui se voit passer à la télé. Malgré tout ce qui a été écrit, il y a bien un titillement agréable de l'âme, ô narcissisme universel…

Chapitre 15
NARCISSE

« You are alone and had no need of other »
« Tu es seul et n'a nul besoin des autres »
JIM MORRISON

Narcisse, notre compagnon de pensée contemplative, aide-nous un peu à débroussailler cette étendue miroitante de non-dits.

Beauté et mort ! Tristesse infinie de l'impossibilité de communiquer dont témoigne la nymphe Echo ! Amoureuse transie du beau Narcisse, cette nymphe perroquet ne savait que répéter les dernières syllabes des mots qu'elle entendait.

Narcisse nous évoque le thème du miroir reflétant l'amour égoïste : Celui qui ouvre un regard sur l'ailleurs, sur d'autres dimensions du moi, sur d'autres espaces de l'inconscient. Le miroir a deux dimensions, l'avant reflétant et l'arrière opaque, fermé à que l'on perçoit souvent par derrière : c'est l'immensité des possibilités de tous les univers parallèles où tout est possible. Mais pas le miroir plat des ondes immobiles où Narcisse ira se noyer. Car pour lui tout est contenu dans la beauté de son visage, le réel c'est ce qu'il voit de face, de lui-même ; c'est son seul critère d'amour projeté vers l'objet de son intérêt primordial.

Dans l'histoire tragique et si humaine de Narcisse, c'est surtout le visage qui est en cause. Le visage en tant qu'organe expressif de l'amour platonique, ou presque, mais où tous les sentiments sont facilement lisibles et où la beauté des traits constitue une entité en soi, une trame où l'esprit égoïste se perd avec des modulations à l'infini comme les vagues qui parfois strient la surface de l'eau.

Narcisse, de plus, est porteur d'une prédiction. Son destin est tracé : il ne doit pas tenter de regarder son visage dans un miroir sinon il mourra. Il est libre, mais une entorse à cette interdiction, même au prix d'une compulsion psychologique irrépressible, le conduira à sa propre perte comme si dans les différents destins possibles, c'est celui qui est le plus tragique qui était déterminé.

Narcisse, fils de Tirésias, a pour mère une demi-déesse. Lui-même devenant un adolescent d'une beauté inouïe est aimé d'une nymphe, Echo. Il ne lui rend pas son amour. Partout où il passe, tout le monde l'aime. C'est le jeune homme choisi. Celui que tout le monde voudrait avoir pour amant ou pour copain.

Mais en fait, personne ne l'intéresse. Il est androgyne. A mon avis, c'est une ébauche du jeune homme un peu efféminé, presque la prémonition du Gay, des nouveaux jeunes qui se sentent plus LGBT que mono-orientés sexuellement. Ce caractère androgyne, en fait, on le retrouve dans l'homme premier, qui est homme et femme à la fois. Non pas Hermaphrodite, (c'est à dire capable d'avoir un enfant sans sexualité avec un autre être de sexe opposé), mais simplement porteur de caractères sexuels indéterminés. Il est jeune. Sa sexualité n'est ni déviée, ni déliée.

Un jour, se penchant sur le bord d'un ruisseau, Narcisse se voit. Il n'a jamais vu quelqu'un d'aussi beau, et en fait il se rend compte que cette beauté là au fond de la rivière, c'est celle qu'il attendait depuis toujours. Il ne saisit pas tout de suite que c'est lui-même, que c'est un reflet dans l'onde et il tombe dans la rivière d'où jamais il ne semble être ressorti, à la rencontre d'un lui-même, alter ego tragique et mortel.

Dans cette histoire, la beauté du visage est le facteur d'attraction numéro un.

Ce qui est encore souvent le cas. Même si souvent cette attirance est niée, y compris par les interrogatoires ou les sondages qui semblent montrer que certains hommes s'attachent aux fesses des femmes, ou que certaines femmes s'attachent préférentiellement à leur démarche ou à leur regard.

En réalité, le visage est un ensemble de caractéristiques qui d'emblée est signifiant. Les yeux parlent par leurs mouvements et par le fait de se fixer dans les yeux de l'autre. Le nez frémit, sa courbe exprime le caractère. Les narines palpitent d'émotion. De plus, chez l'homme, le nez revêt intensément le caractère sexuel. Il évoque en effet, de l'organe génital, le caractère protrusif, dressé, ou parfois même long et puissant, ou dans d'autres cas, court et frétillant.

Les pommettes sont des rochers solides témoignant d'un caractère bien assis. La bouche peut être pulpeuse et sensuelle ou fine et cruelle ; mobile elle va exprimer, par la modulation du langage, l'outil de communication numéro 1: le verbe.

Parfois, les dents qui peuvent passer sous la lèvre supérieure dans le sourire, représentent un petit signe de beauté ; notamment chez la femme car elles évoquent une capacité érotique, particulièrement dans la fellation ; cette suggestion triviale correspond néanmoins à une réalité niée et qui pourrait expliquer pourquoi les grosses lèvres surgonflées sont un signal érotique si puissant et demandé dans les consultations de médecine esthétique.

Le menton fort, volontaire, puissant est, lui aussi une ébauche du petit sexe. Une fossette au milieu du menton évoque un signal de sensualité.

Les fossettes au milieu des joues augmentent les capacités séductrices du sourire, témoins de la douceur pulpeuse de l'acte de chair et d'une grande tendresse et de gaieté. Le cou long, puissant, évoque la grâce et la coordination des mouvements. Par contre, empâté avec un double menton, (même si autrefois cette apparence était considérée comme érogène, tel le pélican qui engloutit), mais aujourd'hui c'est plutôt un signe de laisser aller qui témoigne d'une bonhomie Balladurienne.

En fait, toutes ces descriptions sont très superficielles. Ce sont celles que l'on rencontre dans la caractérisation des personnages de roman lorsqu'il s'agit, très vite, de brosser le portrait d'un individu qu'on ne voit pas mais qu'il faut suggérer avec quelques traits de mots qui sont autant de coups de pinceau alphabétique.

Mais le visage est aussi un masque. C'est un masque d'acteur. Tel le masque du mime, tout peut être changé en réalité par la chirurgie esthétique, même la forme des yeux, le regard ; la couleur des yeux peut être modifiée par des lentilles. Ainsi, quelle est sa vérité lorsqu'on regarde un visage ?

Seul celui qui porte son visage sait, en se regardant dans le miroir, qui il est vraiment. Et encore, récente opérée du nez, une jeune fille ne se reconnaît plus en ce qu'elle est devenue par rapport à ce qu'elle était.

C'est dire que toutes ces caractéristiques ou les descriptions figées du visage ont vécu. Actuellement, on peut littéralement choisir son visage, non pas totalement dans sa structure, mais en grande partie, du fait des modifications subies pour accentuer certains traits ou en diminuer d'autres. En fait, le chirurgien esthétique ne cherche pas à donner un langage particulier au visage qu'il transforme mais bien plus essaye de retrouver dans le caractère des gens les éléments qui lui permettront de remodeler un visage ingrat pour lui donner plus de signification, de douceur, et d'harmonie.

Reste que, dans l'histoire de Narcisse, le visage revêt une importance singulière. Par contre, on pourrait se demander que vient y faire la nymphe Echo ?

En fait, comme les psychanalystes perroquets qui répètent la dernière phrase de leur client, on peut dire que la nymphe Echo aurait pu représenter la guérison de Narcisse. A force de répéter les dernières phrases et aussi d'être toujours présente, elle est par sa simplicité le symbole de l'amour qui seul aurait pu être rédempteur. Mais cela n'a pas marché ; Narcisse souffrait d'hyper-narcissisme. On sait que de nombreux travaux de psychanalystes ont accentué ce trait sous forme d'un élément psycho-pathologique, que l'hyper-narcissisme va évoluer en deux phases. Une phase orale où tout ce qui est dit est accepté, avalé amoureusement avec beaucoup de plaisir ; puis une phase anale où tout ce qui est dit par l'autre est rejeté littéralement conchié, évacué, conduisant progressivement à une rupture brutale et violente et signant la perdition de la relation amoureuse.

Quels peuvent être les rapports entre le Narcissisme et l'hystérie ?

Bien que cela ait été beaucoup étudié, il nous semble que l'hystérie est une réaction démesurée et souvent psychosomatique consécutive à une petite (ou grande ?) excitation. Cette réaction exacerbée fait régner le cri violent, parfois la révolte avec une intensité incontrôlable et incompréhensible pour l'autre.

En fait, ce qui est troublant dans l'hystérie, c'est qu'il y existe la nécessité de s'aimer et la peur de s'y perdre ; cela se rapproche de certaines manifestations Narcissiques. Ainsi, l'hystérique ne peut être que Narcissique.

Dans les relations très violentes qui peuvent exister chez l'hystérique conduisant à des frustrations et au développement de maladies qui sont liées à ces frustrations, le caractère narcissique petit à petit se déplace : une haine de soi même peut alors apparaître.

Ainsi, le narcissisme est-il constitutif du début de la phase hystérique. Tout regard dans le miroir est-il narcissique ?

Heureusement que non, mais parfois heureusement que oui.

Le corps réel est dans la dimension du vécu et non pas de l'imaginaire.

Le regard qui est porté sur soi est souvent salutaire, parfois critique. C'est pourquoi le Dr Nguyen KIM, qui fut psychanalyste lacanien, médecin neurologue et psychosomaticien, et en plus mon collègue et associé, a eu raison, au cours d'entretiens passionnés que nous avions à propos de patients troublés et troublants que je lui adressais pour avis : « nous vivons actuellement la fin des tabous narcissiques », comme il l'affirmait. Notre époque voit s'écrouler progressivement tous les interdits, en même temps que se dresse l'ombre qui est le contrepoids de la chute de ces interdits : le Sida.

Le salut provient du fait que plonger derrière les miroirs n'est plus signe de mort prochaine, mais désir de se reconstruire aux dimensions d'un monde où les techniques prédominent, de refaire confiance à la science et aux pouvoirs rédempteurs des connaissances sans cesse renouvelées-mais au prix d'une banalisation du mal. Comme si bien analysé par Hannah Arendt.

Ainsi, le narcissisme loin d'être un élément dangereux ou défavorable doit-il être respecté et considéré comme une phase du développement de l'individu, il représente une prise de conscience de nos potentialités physiques, de notre impact sur le monde du réel.

Le chirurgien esthétique projette-il son propre narcissisme dans le quotidien de ses actes opératoires ?

Est-il conditionné, comme tout un chacun, par un parcours toujours individuel, toujours original, et pourtant terriblement stéréotypé ?

Quelles sont les règles qui limitent ses débordements, ses folies ? Quelles sont les frontières obscures qui peuvent le conduire à refuser des opérations inutiles ou mal adaptées ?

Une réponse possible : l'éthique professionnelle. Mais que recouvre ce concept vague, forcément déformable et labile ? Nous le verrons à la fin de cet ouvrage.

Poème de chat GPT à propos de Narcisse

Narcisse au chirurgien

Ne touche pas à mon visage, ô chirurgien !

Tu ne saurais y faire qu'une offense.

Mon miroir est mon seul juge et ma science,

Et je n'ai que mépris pour ton art incertain.

Que me font tes bistouris et tes seringues ?

Ils ne peuvent rien contre ma beauté souveraine.

Je suis le maître de mon corps et de ma peine,

Et je n'ai que dédain pour tes mains indignes.

Laisse-moi contempler mon reflet sans pareil,
Qui me rend plus heureux que tous les autres hommes.
Laisse-moi adorer mon image sans sommeil,
Qui me fait oublier tous les malheurs du monde.

Tu ne comprends pas, toi, l'amour de soi-même,
Tu ne sais pas, toi, le bonheur d'être seul.
Tu ne connais pas, toi, le plaisir suprême
De se sentir parfait, de se croire éternel.

Chapitre 16
Hébé, la déesse de la jeunesse et du rajeunissement

"Life hurts a lot more than death. At the point of death, the pain is over."
"la vie fait beaucoup plus mal que la mort; au moment de mourir la douleur s'en va"
Jim Morrison

Hébé est une déesse actuellement relativement méconnue; pourtant au 19e siècle elle a eu son heure de gloire car de nombreux artistes peintres et sculpteurs ont représenté sa divine beauté enluminée par une jeunesse éclatante; on peut l'imaginer en admirant sa sculpture par l'artiste Carrier Belleuse, une des pontes de la création artistique du 19é siècle: Hébé apparaît comme une jeune fille endormie et désirable, lâchant la coupe à moitié renversée contenant l'élixir de la jeunesse; la jeune femme est, surmontée d'un aigle protecteur majestueux, symbolisant Jupiter, puissant et désirant. .

Hébé est une enfant manifestement légitime provenant de l'union de Jupiter et de Junon, ce vieux couple de l'Olympe, à une époque où n'existait pas MEETOO, et où tous les plaisirs et les excès du machisme masculin pouvaient être imaginés et perpétrés sans trop d'esprit critique ou de commérages autres que ceux des écrivaines et poètes.

Du fait de sa splendeur, Jupiter en fit celle qui devait servir les convives en régalant d'un breuvage divin à table, pendant les banquets des hôtes éternels et de ceux plus épisodiques de l'Olympe ; en fait, c'est assez contradictoire, car les dieux de l'Olympe sont immortels par définition, mais ils devaient boire l'élixir qui était servi par Hébé pour apparemment conforter cette possibilité d'immortalité.

Sa relation à la médecine a commencé quand elle a dû soigner son frère Arès d'une blessure qui lui fut infligée par Diomède : elle parvint à le guérir mais on ne sait pas trop comment ni grâce à quel principe actif.

De même on ne sait pas trop ce qu'il y avait dans le nectar des dieux, car la divine Hébé n'est même pas citée dans l'Iliade d'Homère, mais elle apparaît dans l'Odyssée.

Pourtant on retrouve des sites antiques en Grèce et en Italie, couvertes de statues dédiées à Hébé, et des temples qui sont consacrés à cette déesse juvénile, porteuse de dons de bonne santé, capable d'insuffler l'immortalité grâce à un nectar mystérieux.

La légende dit qu'elle a fini par épouser Hercule, en lui donnant deux enfants, après que son père l'ait congédié pour maladresse : car elle était tombée et avait laissé entrevoir malencontreusement une partie de son anatomie secrète, ce qui avait irrité le maître de l'Olympe…

Un désir d'immortalité

Ce qui fascine dans la légende de la déesse Hébé est la consécration de la possibilité de donner l'immortalité grâce à un breuvage secret destiné aux Dieux.

On retrouve dans cette thématique des préoccupations philosophiques et littéraires qui ont eu de grands succès au cours des siècles passés.

De nombreux romans de science-fiction et des films célèbres ont abordé ce sujet de l'immortalité conférée aux puissants; ce thème n'est pas si éculé car il témoigne réellement d'une préoccupation de l'espèce humaine, déjà présent dans le désir de survivre à sa propre mort pour atteindre un paradis- comme on le perçoit dans les religions chrétiennes et musulmanes, ce thème de l'immortalité fait pourtant défaut dans la religion juive ou la mort est un point d'arrêt définitif à l'existence charnelle ou à la survie d'une âme indéfinie.

En matière littéraire ce sont surtout les auteurs de science-fiction qui ont exploré ce thème ; ils ont en général relié la possibilité de l'immortalité à l'appartenance à un groupe social très particulier, une hiérarchie de membres vivant en dominés/dominateurs dans une société extrêmement structurée et aux capacités de surveillance développées pour conserver un statu quo social immuable.

A.E. Van VOGT, que j'ai beaucoup lu dans les années 1950-1970 a exploré le thème du changement potentiel de corps au moment de la mort pour récupérer sa conscience et son âme dans un corps plus jeune, c'est le thème du monde des A.

En 1969 : Norman Spinrad écrit un roman passionnant : "Jack Barron et l'éternité" sur le thème de la conquête de l'éternité et des conflits que cela pose, dans une société inégale où la justice et la vie éternelle ne peuvent pas coexister sans dérapages.

Un de mes auteurs favoris est René Barjavel qui a abordé bien des thèmes de la science-fiction avec une perspective assez réaliste dans des romans époustouflants ; le thème de la vie éternelle est abordé dans un de ses livres, le Grand Secret publié en 1973 ; un virus très contagieux peut conférer une survie éternelle ; des enfants vont se révolter sur l'île où se produisent les traitements, mettant fin au processus.

Ainsi cette préoccupation de vie éternelle grâce à des moyens artificiels ou scientifiques a bien traversé tous les siècles depuis l'Antiquité à nos jours…

Le thème de la cryogénisation est aussi un thème récurrent des romans et des films de science-fiction abordant le problème de l'éternité ou de la quasi-éternité dans l'espèce humaine ;

Nous connaissons tous le thème des films Highlander apparu en 1986 avec Christophe Lambert en acteur principal, qui pour rester éternel, doit couper les têtes de ses opposants Récupérant de nouveaux pouvoirs en coupant la tête des autres, Highlander reçoit une nouvelle énergie, il n'a pas besoin de Hébé, la déesse magicienne de la vie éternelle.

Il n'a pas non plus besoin d'enzymes spéciaux qui, comme dans Avatar, un des films si célèbres de John Carpenter, permettent de régénérer la vie.

D''innombrables séries télévisées ont abordé ce thème très porteur, car l'immortalité, considérée comme une impossibilité dans la nature humaine continue de faire rêver et ce depuis des millénaires.

Cet attribut qu'ont les dieux sur l'Olympe de rester immortels, mais pouvant néanmoins s'entretuer, reste inscrit dans une sorte d'inconscient collectif ; cela permet de repousser d'une façon définitive l'idée que pour l'homme même dominateur, en politique ou par le fait de la pratique guerrière, la mort était impossible : l'homme contrairement aux Dieux reste mortel et fragile.

Les grands conquérants des espaces infinis, les combattants devenu mythes de l'humanité, tel Alexandre le Grand, Gengis Khan, voire Napoléon Bonaparte, ont tous été auréolés d'une sorte de bénédiction qui leur faisait résister et survivre aux attaques des flèches, des boulets, des balles et des canons de l'ennemi- mais pas des trahisons de leur généraux infidèles ou des traîtres à leur entreprise…

Des êtres vivants immortels

Ce qui devient troublant, c'est qu'on constate que certains être biologiques vivent très longtemps, plus que de raison; il en est ainsi de certaines cellules tumorales; mais il n'y a pas que des cellules cancéreuses qui sont immortelles: quelques êtres vivants comme les certaines méduses, des bactéries des virus enkystés, peuvent survivre; ou se reproduire à l'identique par une reproduction clonant exactement l'individu précédent- ce qui conduit à une immortalité de fait, on connaît également les tardigrades dont un contingent a été envoyé dans l'espace pour voir s'ils peuvent survivre dans les conditions extrêmes dans du voyage spatial

L'inverse du vieillissement prématuré que l'on appelle la maladie de progéria existe aussi chez l'homme : moins de 10 hommes dans le monde présentent cette caractéristique de ne pas vieillir et meurent jeunes sans que leurs traits ne soient altérés…

Des arbres de 5000 ans au tronc colossal contemplent avec mépris les hommes qui meurent tous les siècles environ, car la durée de vie humaine ne semble guère pouvoir dépasser 125 ans, cela en gardant une conscience et une mobilité respectable.

Si on examine la courbe de la longévité de survie humaine au cours des siècles on s'aperçoit que la cinquantaine dans l'Antiquité était déjà un âge avancé ; on peut donc imaginer que des précautions alimentaires et des élixirs plus ou moins mystérieux pouvaient donner l'illusion d'une prolongation de la vie humaine, ce qui en soi était déjà un petit parfum d'immortalité.

Chapitre 16
La Chimère

"You feel your strength in the experience of pain."
"tu ressentiras ta force en ayant expérimenté la douleur"
JIM MORRISON

La Chimère est un être monstrueux, qui fait peur parce que d'une part elle est la réunion physique de trois animaux en un, et d'autre part parce que cela lui confère des pouvoirs maléfiques.

En effet, cet être vivant réalise la conjugaison d'un lion, d'une chèvre et d'un serpent, pour former un être nouveau inconnu, et prédateur qu'on retrouve mentionné dans plusieurs écrits de la lointaine antiquité

Vivant quelque part en Asie Mineure ; cette créature fantastique engendrée par des êtres mythologiques, à demi humains, Typhon et Echidna, a engendré une atmosphère de peur en incarnant un animal impossible à maîtriser. Il fallut que le héros Bellérophon, porté par son cheval ailé du nom de Pégase, parvienne à le tuer, sur un ordre royal.

Ce que cet épisode, très illustré dans la mythologie grecque, révèle en profondeur en matière de chirurgie esthétique et réparatrice est la nouvelle possibilité du chimérisme tissulaire qui semble être une clé importante dans la pratique de greffe de tissu d'un animal à l'homme, en diminuant les risques de rejet ; on parle en effet de chimérisme tissulaire dans ces cas.

Les différentes greffes tissulaires possibles

Il faut bien distinguer les différentes greffes qui sont possibles quand il s'agit de prélever une partie d'un corps humain pour la déplacer ailleurs sur le corps parce qu'il existe ce que nous appelons une perte de substance qui peut être consécutive à une blessure- mais aussi à une opération chirurgicale qui vise à enlever une partie malade du corps humain.

A- la greffe autologue

Elle consiste à prélever sur le sujet lui-même cette partie corporelle qui pourra combler la perte de substance; depuis le 20e siècle, les progrès de la chirurgie notamment de la chirurgie des vaisseaux sanguins puis de la microchirurgie qui s'est développée à partir des années 1970, ont permis de transférer d'un endroit à l'autre sur le corps avec une certaine sécurité des fragments assez volumineux et multicouches, que l'on appelle des lambeaux libres ou lambeaux micro vasculaires: le principe étant que plus les structures multicouches sont épaisses, plus il faudra amener des vaisseaux nourriciers artériels et veineux pour assurer la survie du lambeau.

Par contre les simples greffes de peau de justifient pas une opération aussi importante parce que si la greffe de peau prise ailleurs sur le corps est posée sur une zone de brûlure qui aura été spécialement préparée, on assistera à une prise relativement favorable sans qu'il soit besoin de faire des opérations complexes passant par la microchirurgie.

Il en est de même si l'on doit greffer de la moelle sanguine prélevée au niveau du sternum pour l'injecter ailleurs sur le sur le corps mais sur le même patient.

B- la greffe hétérologue

Il s'agit de prélever une greffe de tissu vivant à partir d'un donneur qui accepte la prise, mais qui n'est pas compatible dans le système HLA et successeurs, ce qui dénie toute possibilité de prise sauf entre jumeaux homozygotes.

Cette greffe hétérologue a été développée en matière de greffes du rein par les docteurs Murray et Merrill le 23 décembre 1954 ; Murray est un chirurgien plasticien qui a obtenu le prix Nobel pour ce haut fait, Les Français avec le Dr Hamburger ne sont pas restés en retard pour ces innovations, en les important parmi les premiers au monde pour réaliser ces opérations qui ont permis de survivre à des milliers de patients, en leur évitant les pénibles dialyses. !

Toute la difficulté de l'opération réside non seulement au niveau de la technique opératoire mais aussi à maîtriser les réactions de rejet, c'est-à-dire l'absence de compatibilité entre les ADN du donneur et du receveur.

On distingue ainsi plusieurs types de rejet :

1)**Le rejet précoce** c'est-à-dire que tout de suite dans les 21 jours qui suivent, soit le receveur rejette le greffon du donneur, soit le greffon du donneur attaque le système immunitaire du receveur.

2) **le rejet secondaire** qui peut survenir quelques mois après l'implantation ; les méthodes immunosuppressives actuelles essaient de juguler ce rejet mais néanmoins il est toujours présent et évolue par poussées ; on l'a bien constaté au cours des greffes hétérologue de visage chez des patients qui au bout de 10 à 15 ans continuent d'avoir des poussées de rejet qui peuvent même devenir dramatiques et obligent à enlever la greffe qui a été mise péniblement en place.

3) **le rejet tardif** survient après des années mais il est toujours présent s'il n'y a pas une compatibilité parfaite. Pour le moment on a trouvé aucun moyen efficace médicamenteux ou par le biais de rayonnement pour juguler ce rejet obligatoire et imparable, sauf par une nouvelle technique qui porte un certain avenir : le chimérisme.

C- ***la xénogreffe ou greffe d'un tissu vivant pris sur un animal et greffée sur un homme***

On a eu quelques exemples très anciens de xénogreffe qui a été la première solution à laquelle ont pensé des chirurgiens audacieux précurseurs et téméraires au début du 20e siècle pour remplacer les reins ou d'autres organes vitaux ; toutes ces interventions se sont soldées par des échecs retentissants.

Beaucoup plus récemment on a tenté de dé spécifier par des manipulations biologiques ces greffons pris sur des animaux, notamment chez le cochon qui a une très grande ressemblance ADN par rapport à l'homme avec seulement deux ou trois pour cent de différence au niveau de son patrimoine génétique ; quelques expériences de greffe cardiaque ont été récemment tentés avec ce type de procédés, dont on ignore encore s'il a un avenir ou non. la xénogreffe est actuellement une solution encore théorique et discutable ; certains savants et chercheurs pensent plutôt utiliser des greffes hétérologues dé spécifiées dont on retire toutes les cellules vivantes pour ne laisser que les matrices structurelles fibreuses qui sont peu allergisantes, afin de les implanter chez un receveur-qui de toute façon devra aussi être surveillé éventuellement et traité par immunosuppresseurs ;

Il est à noter que les traitements immunosuppresseurs sont graves et exposent à beaucoup de complications dont des infections redoutables à Germes multirésistants et aussi mycoplasmes et champignons qui peuvent entraîner un décès rapide parce que nous n'avons que très peu de moyens antibiotiques efficaces dans ce type de pathologie.

Qu'est-ce que le chimérisme tissulaire induit ?

La première constatation est que l'acceptation d'un ADN différent entre un sujet A et un sujet B n'est pas totalement impossible : en effet la femme enceinte porte un embryon dont le patrimoine génétique est différent du sien, et pourtant l'accouchement se fait dans la plupart des cas sans encombre, en tout cas sans rejet immunologique.

C'est pourquoi des chercheurs audacieux essaient de créer les conditions d'une acceptation tissulaire non pas en administrant des médicaments pour diminuer l'immunité mais pour faire coexister des populations cellulaires particulières sans qu'elles se détruisent l'une l'autre.

Pour réaliser cet exploit médical, il faut prélever les cellules sanguines primordiales et des cellules souches multipotentes qui se trouvent dans la moelle osseuse d'un éventuel donneur d'organe, en même temps que l'on prélève l'organe qui devra être greffé; bien sûr il faut qu'il y ait déjà une bonne compatibilité HLA entre le donneur et le receveur pour que cette greffe devenue chimérique avec le patrimoine génétique préalable du receveur, puisse avoir une chance de succès; pour le moment c'est le seul espoir pour un patient défiguré que puisse se produire une acceptation à long terme d'un nouveau visage prélevé sur quelqu'un d'autre; mais ces techniques sont encore expérimentales et les conditions du succès reste assez aléatoires, sans qu'on puisse encore en tirer des conclusions définitives sur les meilleures pratiques à utiliser.

Voici un curieux poème que m'a proposé chat GPT à propos de la Chimère :

La chimère, monstre fabuleux

De lion, de chèvre et de serpent

Symbole de l'hybridation

Et de la métamorphose

La chirurgie esthétique, artifice moderne

De bistouri, de silicone et de laser

Symbole de la perfection

Et de la transformation

Quelle est la relation entre ces deux notions ?

Est-ce une quête de beauté ou de monstruosité ?

Est-ce une expression de soi ou de conformité ?

Est-ce une liberté de choix ou une aliénation ?

La chimère et la chirurgie esthétique

Sont-elles des rêves ou des cauchemars ?

Sont-elles des mirages ou des réalités ?

Sont-elles des créations ou des destructions ?

Chapitre 17
Le Minotaure

You're letting society destroy your reality. You should stand up for your right to feel your pain."
"Vous laissez la société détruire votre réalité ; vous devriez vous relever pour exercer votre droit à ressentir la douleur"
Jim Morrison

Le Minotaure est l'archétype du personnage à la tête monstrueuse ; malheureusement cette condition n'est pas si rare, car il existe un certain nombre de pathologies qui déforment le visage, le crâne, bref tout notre pôle supérieur du corps ;

Celui-ci porte les éléments qui sont en immédiate connexion avec le regard de l'autre, ce qui conditionne donc l'empathie, le dédain, ou le dégoût.

Les principales causes de ces aspects monstrueux de la tête sont représentées par :

1) **des malformations congénitales à type de maladie de Crouzon** :

cette affection comporte un écartement des deux yeux, une tête volumineuse et des malformations du nez des lèvres et des dents; autrefois les parents de ces enfants (dont l'intelligence était normale) avaient tendance à les enfermer dans des placards, en tout cas à éviter d'aller les sortir en promenade; il a fallu qu'un génial chirurgien anglais Sir Harold Gillies , puis mon prodigieux maître Paul Tessier, imaginent des interventions très complexes- que l'on a appelé de la chirurgie crânio-faciale, pour permettre de redonner un semblant de visage humanisé et supportable par les autres;

Il faut pour cela qu'un neurochirurgien (chirurgien spécialiste du cerveau) ouvre le crâne pour repousser le cerveau et permettre de remodeler les structures osseuses du plancher du crâne, de pouvoir rapprocher les orbites osseuses sans créer de dégâts ni pour le cerveau ni pour le système audiovisuel. On imagine la difficulté de ces actes à cerveau exposé, ce que les techniques modernes par intervention stéréotaxique essaient d'éviter- mais impossible dans le cadre du traitement par remodelage osseux des parois crâniennes.

Plus tard le docteur Daniel Marchac a essayé à la suite dyu Pr Tessier d' opérer très tôt dans l'enfance ces enfants présentant des malformations terrifiantes, mais ne compromettant pas la vie ; ces opérations furent effectuées dans les services de chirurgie plastique infantile, avec un grand succès mais aussi malheureusement quelques décès; il s'agissait d'opérations impressionnantes avec remodelage et libération du front pour décomprimer le cerveau emprisonné- notamment dans les cas de craniosténose, qui sont une affection ou le crâne du bébé se solidifie trop vite- ce qui entraîne une hypertension intracrânienne, vite mortelle ou rendant les enfants aveugles; encore plus tard des interventions modelantes moins dangereuses ont été imaginées mais pour traiter d'autres syndromes malformatifs faciaux : Syndrome d'Apert, dysplasie temporo-mandibulaire, pour lesquels on tente des allongements de la mandibule avec des systèmes de broches et de vis afin d'utiliser la possibilité de la distraction osseuse.

Cette technique de distraction progressive des os permet d'allonger tout doucement un os ou de l'avancer ou de le reculer, en serrant des vis de distractions agissant sur des broches placées dans des os sectionnés qu'on écarte ainsi progressivement; cette méthode douce et ingénieuse a révolutionné le traitement de ces malformations responsables de visages hideux, qui toutefois sont bien supportés par des enfants d'intelligence quasi normale, mais pas par leurs parents désolés et qui se sentent coupables....Les parents préfèrent une technique rapide, en une fois, plutôt que les manipulations quotidiennes pour resserrer des vis de traction...

2) un autre groupe de malformations très spécifiques concerne les anomalies artério veineuses, quand des vaisseaux sanguins sont dilatés sous la peau et entraînent les ulcérations de voisinage ; Le traitement comporte des injections de substances obturantes spécifiques et aussi ce qu'on appelle des embolisations sélectives : sont, injectée des petites particules qui vont entraîner la thrombose de ces vaisseaux sanguins dilatés et causer leur disparition. Mais cela ne réussit pas toujours...Le risque d'hémorragies massives et brutales est présent, ce qui panique les parents ; aussi les progrès thérapeutiques sont là pour apporter des solutions mais parfois sans efficacité réelle ; heureusement les petits angiomes des lèvres et du visage guérissent le plus souvent avant l'âge de 13 ans.

3) un troisième groupe de malformations concerne la maladie de Recklinghausen constituée de neurofibromatose, c'est-à-dire de tumeurs bénignes qui se développent aux dépens des nerfs du visage ; cette terrible affection génétique entraîne l'apparition des boursouflures sous-cutanées vraiment monstrueuses, à la fin : un exemple illustratif en a été le film Eléphant Man qui a relaté une de ces expériences douloureuses vécue par un vrai patient. Un tel individu est allé consulter le Pr Lantieri, pionnier des greffes de visage entre hommes ; Ce patient très déterminé

était désespéré par son apparence, car celle-ci était tellement terrifiante qu'elle faisait fuir ceux qui le voyaient. Il a donc accepté cette intervention avec la nécessité d'un traitement immunosuppresseur indispensable et la certitude qu'il faudrait recommencer la même opération au bout de quelques années à cause de la réapparition obligatoire d'un syndrome du rejet…

Ainsi, une des premières greffes d'un donneur mort à cet individu vivant a été effectuée par le professeur Laurent Lantieri en juin 2007 : après avoir enlevé toutes les tumeurs de Recklinghausen en excisant toute la face jusqu'aux os, avec toute une équipe préparée, sur un patient donc défiguré, le chirurgien virtuose et microchirurgien a réussi à lui greffer le visage d'un autre homme avec succès, ce qui a pu donner à ce patient courageux, pendant un certain temps, une nouvelle vie presque normale.

Mais après 10 ans l'imparable réaction de rejet qui est survenue à conduit à une seconde greffe de visage ; ce patient a donc changé 3 fois de tête !

Ainsi l'histoire du Minotaure qui vit seul dans sa grotte n'est pas simplement une imagination de poète ou d'écrivain; elle traduit bien le fait que la monstruosité que l'on porte au niveau du visage coupe toute relation humaine normale avec des individus qui ne peuvent supporter la laideur les tumeurs, des dilatations vasculaires, et les déformations qui rend celui qui en est malheureusement porteur, transformé en un être non désirable, et qui aura tendance à s'isoler de plus en plus dans la société, dans sa caverne.

Si des solutions chirurgicales peuvent dans certains cas améliorer cette apparence, il n'en reste pas moins que les épisodes de souffrances extrêmes, d'opérations et d'isolement, créent un contexte psychologique difficilement supportable pour celui qui a traversé ces épreuves. Par chance dans certains cas, des relations amoureuses ont pu se nouer malgré la difformité : c'est bien la preuve que les relations humaines ne dépendent pas seulement de l'apparence physique mais d'une complicité d'un autre ordre.

J'ai demandé à Chat GPT son idée sur cette relation entre le minotaure et la chirurgie esthétique ; voici ses 2 poèmes :

Le Minotaure, version 1

Dans le labyrinthe de ses rêves,
Il cherche une issue, une beauté,
Il se sent monstrueux et laid,
Il veut changer sa face de bête.

Il trouve un chirurgien habile,
Qui lui promet un nouveau visage,
Il accepte sans peur ni rage,
Il croit enfin toucher la cible.

Mais le résultat est affreux,
Il n'a plus rien d'humain ni de taureau,
Il est devenu un hybride hideux,

Il regrette son ancien ego.

Il se rend compte trop tard,

Qu'il a perdu son identité,

Il a voulu trop s'adapter,

Il n'est plus qu'un minotaure sans art.

Le Minotaure, version 2

Il erre dans le labyrinthe de ses rêves,

Il cherche une issue, une beauté, une lumière,

Il se sent monstrueux et laid, rejeté par ses pairs,

Il veut changer sa face de bête, effacer sa grève.

Il trouve un chirurgien habile, aux mains d'or,

Qui lui promet un nouveau visage, une métamorphose,

Il accepte sans peur ni rage, il signe la clause,

Il croit enfin toucher la cible, sortir du décor.

Mais le résultat est affreux, il se voit dans le miroir,

Il n'a plus rien d'humain ni de taureau, il est devenu un monstre,

Il est devenu un hybride hideux, un raté de la nature,

Il regrette son ancien ego, il pleure son désespoir.

Il se rend compte trop tard, qu'il a perdu son identité,

Il a voulu trop s'adapter, se conformer aux normes,

Il n'est plus qu'un minotaure sans art, sans âme, sans forme,

Il n'a plus de place nulle part, il est seul dans sa cité.

Chapitre 18
Orphée

"You trade in your sense for an act. You give up your ability to feel, and in exchange, put on a mask.

"vous négociez votre sensibilité pour réagir. vous abandonnez votre capacité de ressentir; et en échange vous arborez un masque !"

Jim Morrison

Le mythe d'Orphée à ceci de particulier que ce n'est pas un Dieu vivant mais il est bien le fils d'une demi-déesse appelée Calliope ; sa mère lui a appris à jouer de la lyre ; il perfectionne l'instrument en rajoutant des cordes, Il mène une vie aventureuse, participant à l'expédition destinée à découvrir la Toison d'Or avec les Argonautes. Il parvient par sa musique à dépasser le chant troublant des sirènes et ainsi permet le succès du voyage ;

Son talent lui permet d'être le héros de mystères antiques où l'on chante et où l'on danse, peut-être l'ancêtre des raves parties d'aujourd'hui.

Grâce à ses talents musicaux il a pu faire descendre de la montagne les Ménades arrogantes et cruelles qui dévastaient les troupeaux des bergers en haut de la montagne ;

Il est tombé amoureux de la belle Eurydice, il l'épouse en justes noces tout pourrait bien aller pour lui mais malheureusement la belle Demoiselle est piquée le jour même de la fête par un serpent ; pratiquement morte, elle est emmenée aux enfers ;

Orphée, amoureux énergique passionné et inébranlable, décide d'aller la récupérer aux Enfers, gardés par le molosse

Cerbère ; Il parvient à contourner Cerbère aux trois têtes et enchante Hadès le dieu de la mort et Perséphone son épouse par son génie musical.

C'est là que se rejoignent le mythe et la réalité du chirurgien esthétique : Impossible d'accepter l'échec thérapeutique, pour un chirurgien plasticien. Impossible d'accepter la mort de son patient.... L'échec n'est pas une option pour un soignant digne de ce nom, sensation que j'ai éprouvée dès mes premières années de fréquentation des malades.

Orphée refuse aussi la mort d'Eurydice ; après être descendu aux enfers et obtenu la résurrection conditionnelle d'Eurydice, il doit respecter une consigne essentielle : ne pas se retourner pour voir son épouse tout du long du chemin de retour ;

comme un chirurgien qui fait revivre des tissus moribonds, Orphée demande à Eurydice de l'accompagner vers la sortie de ce lieu macabre; condition essentielle, il ne doit pas se retourner pour vérifier la présence d'Eurydice, sous peine de la voir retourner illico au royaume des morts; cet élan miraculeux qu'accomplit Orphée, c'est un peu la bataille que mènent tous les chirurgiens esthétiques (et même quelque part tous les médecins) pour essayer de sauver leur patient, parfois dans des conditions épouvantables comme dans les cas de guerre civile ou dans les batailles que nous avons observé récemment au Proche-Orient; incertain de la réussite de son opération urgente dans l'enfer de la bataille ou du quotidien, l'opérateur ne peut revenir en arrière sur son geste accompli. Retourner en arrière, c'est perdre du temps, perdre le patient, rater le geste qui sauve ; ce n'est pas c'est parce que son opération n'a pas été faite dans les bonnes conditions de guérison ; il faut avoir la patience d'attendre la fin de la cicatrisation et d'observer la plaie complètement guérie, sans y toucher et en faisant confiance à la nature profonde des mécanismes de la biologie, ce miracle encore imparfaitement maîtrisé de la réparation intrinsèque des plaies.

Voici une poésie qu'a communiqué chat GPT sur Orphée :

Orphée

Il descend aux enfers pour retrouver sa belle,

Il brave les dangers, il défie les dieux,

Il charme les esprits par sa voix et sa lyre,

Il veut revoir Eurydice, il croit en son amour.

Il la retrouve enfin, il la suit vers la sortie,

Il doit respecter une condition, il ne doit pas se retourner,

Il doute de sa présence, il craint de la perdre à nouveau,

Il cède à la tentation, il se retourne et la voit.

Mais elle n'est plus la même, elle a subi des transformations,

Elle a voulu changer son apparence, elle a eu recours à la chirurgie,

Elle a perdu sa beauté naturelle, elle est devenue une poupée artificielle,

Elle n'a plus rien d'Eurydice, elle est devenue une autre.

Il est horrifié par ce qu'il voit, il ne reconnaît plus sa bien-aimée,

Il la repousse avec dégoût, il regrette son geste fatal,

Il la perd à jamais, il entend son cri déchirant,

Il n'a plus de raison de vivre, il se donne la mort.

Chapitre 19
Œdipe

"Expose yourself to your deepest fear; after that, fear has no power, and the fear of freedom shrinks and vanishes. You are free."
Affrontez votre plus grande terreur ; après cela vous verrez que la peur n'a pas de pouvoir et que la peur de la liberté implose et disparaît ; vous devenez libre.
Jim Morrison

Le terrible destin d'OEDIPE, qui a conduit au concept psychanalytique utilisé par Freud, est basé sur le renversement de la responsabilité d'un homme innocent à ses yeux mais qui en réalité a tué son père et épousé sa mère ;

Ce constat épouvantable fait immanquablement penser à la transmission des germes microbiens par les chirurgiens : aveuglés par leur quotidien, ils ont mis un certain temps avant de réaliser que c'est eux qui étaient souvent les vrais coupables d'une infection mortelle inoculée à son patient, essentiellement par manque d'hygiène.... Ce sujet reste très préoccupant et actuel, puisque l'on parle d'infection nosocomiale, source d'un grand nombre de procès ; ces infections peuvent tuer ou d'une façon effroyable gâcher la vie d'un patient pourtant bien opéré sur le plan technique.

Tel un combattant perdu dans un nouveau pays, le chirurgien esthétique pense que par son action il a changé les lois de l'univers et permis à un individu d'avoir une autre apparence ; il se croit alors au-dessus du commun des mortels, fier de sa réalisation technique supérieure, endossant la stature d'un prince des chirurgiens esthétiques de sa ville, comme Œdipe devenu Le roi de Thèbes !

Mais ce n'est pas si simple : il a fallu attendre de 19e siècle pour comprendre comment tout acte chirurgical pouvait aussi transmettre des microbes mortels ; Ce fut grâce à l'esprit d'observation acéré et aux travaux du docteur Semmelweis, jeune chirurgien d'origine juive hongroise ; en 1847, il remarqua que dans un service de gynéco obstétrique il y avait un taux de mortalité des jeunes parturientes de 18 %, alors que dans un service voisin il n'y en avait que 3 % !

Son meilleur ami se piqua au cours d'une dissection à la morgue ; il mourut avec des symptômes et une fièvre en tout point analogue à la fièvre puerpérale dont mouraient un grand nombre de femmes après leur accouchement. Cela fit comprendre à Semmelweis la nature de la contamination responsable des fièvres puerpérales.

Semmelweis et Lister nous ont ouvert les yeux sur ces mortes innocentes que les mains souillées de jeunes internes accoucheurs avaient provoquées au cours des gestes de la délivrance...

Semmelweis comprit que le lavage des mains avec une solution antiseptique puissante, donc l'hygiène avant l'opération, était une étape essentielle pour éviter les infections post-opératoires ;

La cause des infections disséminées était que des étudiants en médecine faisaient des dissections avant de venir pratiquer les accouchements dans le service de gynécologie où il y avait tant de morts et d'infection chez les parturientes ;

Il fallut presque 50 ans pour que les travaux de Semmelweis, qui prônait l'asepsie et le lavage des mains avant tout acte chirurgical pour le chirurgien, trouvasse la démonstration et leur explication grâce aux travaux de Pasteur sur les microbes ; Comme le héros de Sophocle, Semmelweis finit quasi fou solitaire, et abandonné de tous.

Personne ne voulait réellement croire que ces nobles chirurgiens aux mains nues auraient pu causer la mort de femmes aimées ; ses opposants extrêmement nombreux et même un de ses meilleurs amis ne comprirent que Semmelweis avait raison qu'une fois que celui-ci fut mort…

On me rétorquera que Semmelweis n'a pas épousé sa mère, et qu'il n'a pas tué son père en tout cas pas littéralement ; mais il a quand même combattu son chef de service….

Et pour le reste je vous laisse savourer deux poèmes écrits par chat JPT auquel j'ai demandé deux commentaires machinaux par chat GPT sur Œdipe :

Œdipe version 1

Il a tué son père sans le savoir,

Il a épousé sa mère sans le vouloir,

Il a régné sur Thèbes sans le mériter,

Il a résolu l'énigme du Sphinx sans le comprendre.

Il découvre la vérité trop tard,

Il se sent coupable et maudit,

Il se crève les yeux pour ne plus voir,

Il s'exile pour ne plus nuire.

Il cherche un remède à son malheur,

Il entend parler d'un miracle,

Il se rend chez un chirurgien célèbre,

Il espère retrouver la vue et le bonheur.

Mais le résultat est désastreux,

Il n'a plus les yeux de son destin,

Il a des yeux de verre, sans vie, sans feu,

Il n'a plus rien d'Œdipe, il est devenu un autre.

Il se rend compte trop tard,

Qu'il a perdu son identité,

Il a voulu trop changer,

Il n'est plus qu'un aveugle sans regard.

Œdipe version 2

Il a tué son père sans le savoir, il a commis un parricide,

Il a épousé sa mère sans le vouloir, il a commis un inceste,

Il a régné sur Thèbes sans le mériter, il a commis une imposture,

Il a résolu l'énigme du Sphinx sans le comprendre, il a commis une erreur.

Il découvre la vérité trop tard, il se sent coupable et maudit, il subit la colère des dieux,

Il se crève les yeux pour ne plus voir, il se punit lui-même, il renonce à la lumière du monde,

Il s'exile pour ne plus nuire, il quitte son royaume, il erre sans but ni guide,

Il cherche un remède à son malheur, il espère une délivrance, il implore une grâce.

Il entend parler d'un miracle, il croit à une seconde chance, il suit une rumeur,

Il se rend chez un chirurgien célèbre, il fait confiance à la science, il accepte une opération,

Il espère retrouver la vue et le bonheur, il aspire à une renaissance, il attend une transformation.

Mais le résultat est désastreux, il se voit dans le miroir, il ne se reconnaît pas,

Il n'a plus les yeux de son destin, il a des yeux de verre, sans vie, sans feu, sans foi,

Il a perdu son identité, il est devenu un autre, il ne sait plus qui il est, ni d'où il vient, ni où il va,

Il n'a plus rien d'Œdipe, il est devenu un monstre, il a subi une mutilation, il a commis un suicide.

Il se rend compte trop tard, qu'il a perdu son âme, il a voulu trop changer, il a trahi sa nature,

Il n'est plus qu'un aveugle sans regard, il a perdu son charme, il a voulu trop s'adapter, il a trahi sa culture,

Il n'a plus de place nulle part, il a perdu son nom, il a voulu trop oublier, il a trahi sa mémoire.

Chapitre 20
Conclusion
Éthique de l'Esthétique

« An intermittent other world, a powerful, infinite mythology to be dipped into a will"
"Un autre monde intermittent, une mythologie infinie à faire tremper dans un désir »
JIM MORRISON

Y-a-t-il un comportement normal et raisonnable pour le chirurgien esthétique ?

Le chirurgien esthétique s'occupe de patients dont la personnalité est souvent troublée momentanément ; par exemple à l'occasion d'un divorce ou d'un décès familial ou à cause de problèmes constitutionnels (névrose, psychose, troubles relationnels profonds).

Le chirurgien doit assumer des responsabilités considérables, un travail physiquement dur, psychologiquement très prenant. Ce chirurgien peut être stressé, avoir des soucis professionnels, personnels, être cyclothymique. Il faut donc qu'il occulte ses soucis personnels pour que l'opération puisse se dérouler dans les meilleures conditions possibles.

Comment faire pour réagir d'une façon satisfaisante ?

Deux exemples vont nous aider à comprendre :

1. Voici un patient qui est insatisfait du travail d'un autre chirurgien et qui vient se plaindre. Le seul comportement politiquement correct du chirurgien esthétique du second recours est de ne jamais dire du mal du premier. Il doit examiner le patient, faire son diagnostic, se tenir exactement à son observation, mais sans jamais médire du premier chirurgien. Même s'il n'en pense pas moins...Cela constituerait une faute médicale, une faute déontologique ; en plus la critique systématique est injustifiée dans la mesure où un certain nombre de complications ne sont pas directement liées à la responsabilité du premier chirurgien mais à des aléas de cicatrisation ou à des problèmes particuliers pas toujours faciles à déceler.

En effet, le diagnostic de complication post-opératoire ne met pas forcément en cause la qualité du premier chirurgien qui a opéré.

Il n'y a que devant une malfaçon évidente, un véritable assassinat chirurgical, que ce chirurgien va s'émouvoir ; en tout cas il lui faudra toujours exprimer ce qu'il pense être la vérité biologique, bien sûr. Mais il ne sert à rien de dire « quel est le margoulin qui vous a opéré ? » En effet ce margoulin peut être un confrère parfaitement qualifié qui s'est donné du mal et pour lequel des circonstances imprévues n'ont pas donné les suites qu'il espérait.

2. Voici un chirurgien qui voit arriver une patiente qui se plaint de son nez. Il lui dit « pendant que vous y êtes Madame, pourquoi ne vous feriez-vous pas opérer de vos seins tombants, ou du ventre fripé ou un petit lifting et des paupières pour vous rajeunir ?» Ceci est un comportement politiquement et médicalement injustifié, donc incorrect !

Un chirurgien ne doit jamais suggérer des opérations que le patiente ne vient pas expressément demander. Toute dérive aboutit à des problèmes sérieux dans le post-opératoire, car les complications deviennent des insatisfactions puis des rancunes, et aboutissent aux terrifiants procès, ce que l'on appelle la judiciarisation des actes médicaux.

C'est vrai que dans certain cas, quand une patiente vient pour son nez et qu'elle n'a pas beaucoup de menton, le chirurgien peut lui expliquer que, peut-être un geste de profiloplastie peut être utile. Parfois, il peut être nécessaire de nuancer cette négation lorsque les patientes viennent nous dire « mais Docteur, dites-moi un petit peu comment vous voyez mon corps ? » Néanmoins, il faut attirer l'attention sur le fait que dans notre expérience, c'est les patientes qui doivent apporter le diagnostic de ce qui ne va pas.

Et quand elles ont plusieurs choses qui ne vont pas, si elles choisissent en priorité un élément qui ne nous apparaît pas comme finalement le plus important, c'est sur celui-là qu'il faudra se concentrer ; car chaque fois qu'une patiente dit « Pendant que vous y êtes docteur, pourquoi ne me feriez-vous pas ceci ou cela ? » Ce « pendant que vous y êtes » bien étudié et stigmatisé par notre maître Raymond Vilain, a conduit régulièrement à des catastrophes post-opératoires où à des désillusions pour le moins.

Ceci dit, l'évolution des mœurs, rapide, fait que des règles trop strictes sont difficiles à instituer. L'opportunisme semble être le grand triomphateur du comportement humain actuel…

La publicité est interdite au chirurgien esthétique mais pas la pratique d'une information pointue

Beaucoup de chirurgiens ont tendance à vouloir exploiter une publicité personnelle déguisée pour essayer d'augmenter leurs clientèles un peu comme un marchand qui voudrait vendre davantage. Ils se fourvoient dans une démarche commerciale.

En Europe, certains pays tolèrent la pratique de la publicité en matière de chirurgie esthétique, mais pas la France, qui interdit cette pratique mais accepte l'information via les sites Web et les réseaux sociaux, de manière discrète et mesurée.

Sans que cela soit moralement répréhensible car après tout nous sommes tous égaux devant la tentation du pouvoir de l'argent, il faut bien avouer que c'est dans le style de cette publicité que l'on pourra juger qui est l'autre.

En même temps on dit toujours que le bouche à oreille est la plus importante de toutes les publicités ; mais il vaut bien voir que dans des villes ou dans les grandes agglomérations, il faut 5 ans à un chirurgien nouvellement installé pour survivre de son métier. Dans ces conditions, quoi de plus normal que la pub personnelle ne soit invoquée par les jeunes chirurgiens comme nécessité d'accélérer cette course aux patients ?

Ces jeunes suivent un circuit de formation qui est long, qui s'étale sur 6 à 7 années, ce qui porte leur trajectoire à 8 ans d'études après le bac. Ils doivent être chef de clinique à l'hôpital pendant deux ans : l'idéal est qu'ils restent attachés pendant encore deux ou trois ans dans un hôpital. En général, cette assiduité hospitalière leur vaudra en échange une certaine notoriété de la part de collègues médecins du même établissement qui sont de la même génération qu'eux, et qui finalement leurs enverront des patients.

Une autre façon d'agir est de se prétendre spécialiste d'une opération qu'on a envie de faire et que l'on ne connaît pas encore très bien.

C'était une autre boutade du Dr Raymond Vilain, qui lorsqu'il voulait vraiment développer un secteur disait qu'il en était le spécialiste alors qu'il n'y entendait bien peu techniquement ; mais il en connaissait énormément au niveau théorique ! Les patients accouraient et contribuaient à lui faire saisir des détails de leurs préoccupations, ce qui faisait du chirurgien un praticien réellement très au fait du problème.

Cette façon de faire reste d'actualité ; en fait il est intéressant de voir que lorsque l'on veut développer un secteur de soins dans un hôpital, on ouvre de la même façon une consultation spécialisée dans ce domaine ; les premiers 20 ou 30 patients ne serviront pas de cobayes mais nous apprendront beaucoup.

Nous essaierons de leur donner le maximum de connaissances apprises auprès de confrères consultés auparavant. Dans un second temps des techniques plus originales vont être développées. La découverte de nouvelles techniques rend nécessaire de faire coïncider pour un patient le désir légitime d'être le mieux soigné possible et pour les médecins, d'innover en toute sécurité.

Certains médecins ont la tentation de payer une attachée de presse ou agence spécialisée dans la communication digitale qui ainsi va être leur interface avec une publicité déguisée qui ne porte pas son nom.

Ils sont inattaquables car on leur fait de la publicité sans qu'ils l'endossent directement. Ils ont l'impression qu'ainsi ils vont accélérer leur destin et accroître rapidement leur notoriété, donc exploser leur clientèle et remonter leurs revenus.

Il est évident que pour des journalistes ou des développeurs web avides de scoop ou friands de technologies particulièrement sur le fil de l'actualité et peu répréhensibles, cette façon de faire peut-être efficace. L'approche d'une attachée de presse qui sait comment y faire pour influencer un journaliste ou une jeune pigiste dans le besoin d'écrire un article à senstion peut être d'une très grande aide ; cette façon de faire se retourne assez souvent au bout d'un moment contre celui qui l'a initié. La déflation du scoop aplatit son promoteur !

Rien ne vaudra, en effet, une longue expérience chirurgicale !

Lorsqu'un jeune chirurgien, qui veut faire parler de lui, aura subi quelques échecs retentissants ou aura mal agi en clientèle, c'est toute son image qui sera démolie : toute l'histoire remontant à la surface, il peut en être déstabilisé. C'est donc une façon d'accélérer les choses qui nous paraît être totalement répréhensible que de faire une publicité déguisée via une attachée de presse personnelle.

Toutefois des exemples récents ont vu des jeunes collègues qui ont brûlé les étapes, être interdits d'exercice par le conseil de l'ordre, pour avoir profité de passages télé en émissions de téléréalités ; ils sont devenus des quasi-vedettes médiatiques débordant de patientèle jeune via Instagram, car l'opprobre dont ils furent victimes a vite été oubliée ; qu'importe qu'on ait dit du mal d'eux pendant un temps, cela est vite oublié et il en résulte une notoriété accrue…

Qu'est-ce qui peut motiver alors la motivation pour devenir un chirurgien esthétique ?

1. L'argent

Peut-on réellement dire que le désir d'accumuler de l'argent est la base de ce qui fait travailler les hommes et notamment les chirurgiens ?

Nous en doutons car dans notre génération nous sommes laminés et égalisés par le fisc ; la transmission du patrimoine est quasiment nulle ; nous avons peu d'enfants, et nos épouses nous prennent régulièrement tous les 10 ans par un divorce tous ce que nous avons déjà mis de côté. Dans ces conditions, l'argent est un mieux vivre mais il est sans commune mesure avec ce que l'on peut gagner grâce à des efforts bien moins importants dans les domaines industriels ou commerciaux.

2. La gloire

Certainement la mise au point d'opérations nouvelles dans un secteur où beaucoup est encore à inventer est un des éléments déterminant du choix du métier de chirurgien esthétique : homme du nouveau et de la renaissance, voilà la belle destinée.

En plus de l'image sulfureuse qui s'y rattache, l'ambition nécessaire pour réussir correspond au fait que l'on veuille apparaître comme un redresseur de torts, comme un réparateur des injustices de la nature. La possibilité d'être encore sur le devant de la scène, le nombre limité de chirurgiens esthétiques par rapport à la masse du travail à réaliser, fait que la gloire peut apparaître comme un des motifs les plus scintillants pour lequel nous allions opérer tous les matins aux aurores.

Actuellement la chirurgie plastique réparatrice et esthétique est la spécialité chirurgicale qui est choisie en premier par les jeunes internes fraîchement nommés au concours, les esprits les plus énergiques, volontaires, les bêtes de concours donc.

Mais finalement, tous ceux qui se sont approchés d'une certaine renommée chirurgicale savent que la déesse gloriole ne cesse de fuir à côté de la gloire ; il y a là le grand précipice des oubliés à tout jamais, supplantés par une autre génération autant avide de gloire que le fut la précédente.

3. Le sexe

Est-il possible que tels des Pygmalions pervertis nous voulions vraiment avoir des aventures avec toutes les femmes que nous avons opérées, les considérant comme nos propres objets, nos créations ?

Rien de plus faux ! C'est vrai que les chirurgiens esthétiques de la nouvelle génération sont assurément plus playboys, séduisants, forts physiquement, moralement peut-être un peu moins.

En fait, ce sont des hommes déjà comblés, mariés ou baba cool, leur désir est de bien faire ; le problème sexuel reste personnel et ne passe pas au niveau des patients, hormis un « dérangement de l'âme ».

Avoir des tentations en ce qui concerne des patientes que nous avons opérées peut-être évoqué au niveau fantasmatique, mais poussé plus loin, ce comportement délétère doit être condamné, il est intolérable, toxique, pervers s'il débouche sur des faits réels.

Il nous paraît hautement répréhensible que cela devienne une réalité ; par chance nous n'avons pas connu en 2024 de faits de crimes de ce genre médiatisés ou en nombre significatif, rapportés par les médias, aujourd'hui à l'affût de ces outrances pour en faire des scoops.

4. La volonté de puissance

Est-il possible par le biais de la chirurgie, après avoir accumulé un peu d'argent, être devenu un peu connu, avoir beaucoup aimé les femmes, de vouloir faire une carrière de type politique par exemple, ou représentative ?

Pourquoi pas ? nous ne connaissons pas pour le moment de chirurgien esthétique qui ait eu la carrière fulgurante d'un Cabrol ou d'un Schwartzenberg. Pour le moment cette spécialité est plutôt mal famée ; l'homme qui a été le plus connu en France en matière de chirurgie esthétique a été certainement le Pr Vilain dont le nom prédestiné et le génie médiatique ainsi que l'humour si célèbre ont permis d'avoir une reconnaissance plus que Parisienne à notre spécialité très critiquée.

On connaît un ministre des finances fringant qui, de la pratique des greffes de cheveux, a basculé vers l'accumulation d'avoirs suspects et a ainsi fait preuve d'un comportement de citoyen répréhensible.

Finalement la chirurgie est une activité assez prenante, surtout la chirurgie esthétique. Le chirurgien n'est pas plus qu'une paire de mains gantées, une tête au service d'un but qui est dangereux et qui fuit, qu'il faut néanmoins viser sans fatigue pour l'atteindre au final.

Si tout le monde a le droit d'avoir des fantasmes, le plan du réel est bien différent. Pour un chirurgien esthétique, il s'agit de donner un nouveau corps ou une nouvelle tête à quelqu'un qui le réclame ; pureté et sincérité sont nécessaires pour la chirurgie esthétique afin de donner une nouvelle image de marque d'elle-même, ce qui nous impose une éthique du comportement et une esthétique de la pensée.

En cela la chirurgie esthétique a un part incompressible d'activité RÉPARATRICE, car elle est médecine de la souffrance et des complexes ; l'ETAT a imposé une TVA à 20% sur les actes esthétiques, ce qui signifie qu'il la considère comme un commerce ; ceci est une profonde méprise sur la nature du traitement médical orienté vers le mieux être dont il s'agit.

5. Une éthique du comportement

Le comportement du chirurgien esthétique se doit d'être aussi pur que possible, ce qui est plus facile à dire qu'à réaliser ; donc en cas d'infraction à cette règle, il doit exister une punition, un châtiment ; nos organes représentatifs devraient être réellement capables de sanctions qui soient à la fois lourdes, efficaces, publiques ou discrètes. Mis à part le châtiment infligé par le conseil de l'ordre, ou les publications qui mettent sur la table publique les méfaits constatés, il y a une forme d'omerta sur les malfaçons ;

Le tourisme chirurgical, destiné à payer moins cher les opérations qu'en métropole, ont ainsi percé l'obscurité et révélé des pratiques scandaleuses qui commencent à faire réfléchir les candidats à déroutés. La chirurgie exotique, est aujourd'hui très développée, pas vraiment ralentie car elle est extrêmement organisée et rémunératrice pour les sociétés qui telles des agences de voyage spécialisées, organisent et profitent de cette manne de patients détournés, bien plus que les équipes médico-chirurgicales sur place réduites à une prestation de service peu rémunérée..

6.Une esthétique de la pensée

Il est impossible que la pensée d'un chirurgien esthétique soit de nature sauvage et apprise en dehors de tout contrôle ; la chirurgie se doit d'être un compagnonnage, au départ conditionné par des maîtres, des traversées qui au moins lui donneront une direction et des bifurcations mystérieuses et personnelles sur le tard. Libre au chirurgien bien formé de vivre ensuite dans le bouillonnement de sa propre personnalité ; mais au moins aura-t-il connu quelques traversées au sein de l'école de ses pairs où il aura pu forger sa réflexion et suivre des exemples de ceux qui ont su allier la rigueur, l'intelligence et la créativité.

Nous ne croyons pas en la morale absolue et rigide, non par cynisme, mais parce que trop d'intérêts gravitent autour de l'acte d'opérer.

N'y a-t-il donc pas de solutions ?

Quelques-unes apparaissent nettement en matière de chirurgie esthétique.

1. Le chirurgien esthétique doit donner un peu de son temps libre à l'hôpital. II ne doit pas travailler seulement en ville ou s'intéresser à l'argent roi.

2. Il doit assumer toutes les complications de son acte. Faire les retouches gratuitement, être proche de ses patients et ne pas hésiter à reconnaître son erreur quand il y en a une.

3. Il doit être disponible pour les complications post-opératoires qui se sont produites et non pas les renvoyer à des confrères.

4. Toute publicité ou faire savoir doit avoir des bases scientifiques.

Quand un chirurgien passe dans les médias, c'est pour exposer les véritables progrès, les idées originales qu'il a développées. Mais aussi mentionner et refléter l'état actuel de la spécialité ; bien séparer ce qui est sûr, connu, des espoirs, tentatives ou percées conceptuelles sans lendemain.

En revanche, si son message n'est que sa propre publicité, il doit pouvoir être sanctionné.

HALTE A LA PUB SAUVAGE !

Place à l'information consensuelle, à la modération, à la subtilité, à l'approche humaniste et globale du patient qui est la vraie vedette du drame qui se joue au cours de notre courte vie humaine, semée d'injustices et de dégradations. Notre place est du côté du mieux, du beau, et du respect de la volonté de nos patients qui se confient à nos mains expertes.

Table des matières

Structures éditoriales du groupe L'Harmattan

L'Harmattan Italie
Via degli Artisti, 15
10124 Torino
harmattan.italia@gmail.com

L'Harmattan Hongrie
Kossuth l. u. 14-16.
1053 Budapest
harmattan@harmattan.hu

L'Harmattan Sénégal
10 VDN en face Mermoz
BP 45034 Dakar-Fann
senharmattan@gmail.com

L'Harmattan Cameroun
TSINGA/FECAFOOT
BP 11486 Yaoundé
inkoukam@gmail.com

L'Harmattan Burkina Faso
Achille Somé – tengnule@hotmail.fr

L'Harmattan Guinée
Almamya, rue KA 028 OKB Agency
BP 3470 Conakry
harmattanguinee@yahoo.fr

L'Harmattan RDC
185, avenue Nyangwe
Commune de Lingwala – Kinshasa
matangilamusadila@yahoo.fr

L'Harmattan Congo
219, avenue Nelson Mandela
BP 2874 Brazzaville
harmattan.congo@yahoo.fr

L'Harmattan Mali
ACI 2000 - Immeuble Mgr Jean Marie Cisse
Bureau 10
BP 145 Bamako-Mali
mali@harmattan.fr

L'Harmattan Togo
Djidjole – Lomé
Maison Amela
face EPP BATOME
ddamela@aol.com

L'Harmattan Côte d'Ivoire
Résidence Karl – Cité des Arts
Abidjan-Cocody
03 BP 1588 Abidjan
espace_harmattan.ci@hotmail.fr

Nos librairies en France

Librairie internationale
16, rue des Écoles
75005 Paris
librairie.internationale@harmattan.fr
01 40 46 79 11
www.librairieharmattan.com

Librairie des savoirs
21, rue des Écoles
75005 Paris
librairie.sh@harmattan.fr
01 46 34 13 71
www.librairieharmattansh.com

Librairie Le Lucernaire
53, rue Notre-Dame-des-Champs
75006 Paris
librairie@lucernaire.fr
01 42 22 67 13

www.ingramcontent.com/pod-product-compliance
Lightning Source LLC
LaVergne TN
LVHW010941061026
849535LV00007B/2516